Yann Poy

Influence du "Boire Social" sur le sommeil de l'étudiant

Yann Poy

Influence du "Boire Social" sur le sommeil de l'étudiant

Un enjeu de prévention primaire auprès des étudiants

Éditions universitaires européennes

Impressum / Mentions légales

Bibliografische Information der Deutschen Nationalbibliothek: Die Deutsche Nationalbibliothek verzeichnet diese Publikation in der Deutschen Nationalbibliografie; detaillierte bibliografische Daten sind im Internet über http://dnb.d-nb.de abrufbar.
Alle in diesem Buch genannten Marken und Produktnamen unterliegen warenzeichen-, marken- oder patentrechtlichem Schutz bzw. sind Warenzeichen oder eingetragene Warenzeichen der jeweiligen Inhaber. Die Wiedergabe von Marken, Produktnamen, Gebrauchsnamen, Handelsnamen, Warenbezeichnungen u.s.w. in diesem Werk berechtigt auch ohne besondere Kennzeichnung nicht zu der Annahme, dass solche Namen im Sinne der Warenzeichen- und Markenschutzgesetzgebung als frei zu betrachten wären und daher von jedermann benutzt werden dürften.

Information bibliographique publiée par la Deutsche Nationalbibliothek: La Deutsche Nationalbibliothek inscrit cette publication à la Deutsche Nationalbibliografie; des données bibliographiques détaillées sont disponibles sur internet à l'adresse http://dnb.d-nb.de.
Toutes marques et noms de produits mentionnés dans ce livre demeurent sous la protection des marques, des marques déposées et des brevets, et sont des marques ou des marques déposées de leurs détenteurs respectifs. L'utilisation des marques, noms de produits, noms communs, noms commerciaux, descriptions de produits, etc, même sans qu'ils soient mentionnés de façon particulière dans ce livre ne signifie en aucune façon que ces noms peuvent être utilisés sans restriction à l'égard de la législation pour la protection des marques et des marques déposées et pourraient donc être utilisés par quiconque.

Coverbild / Photo de couverture: www.ingimage.com

Verlag / Editeur:
Éditions universitaires européennes
ist ein Imprint der / est une marque déposée de
OmniScriptum GmbH & Co. KG
Heinrich-Böcking-Str. 6-8, 66121 Saarbrücken, Deutschland / Allemagne
Email: info@editions-ue.com

Herstellung: siehe letzte Seite /
Impression: voir la dernière page
ISBN: 978-3-8417-3559-1

Copyright / Droit d'auteur © 2014 OmniScriptum GmbH & Co. KG
Alle Rechte vorbehalten. / Tous droits réservés. Saarbrücken 2014

Remerciements

Je tiens à remercier Mr Liotard, mon tuteur de stage et responsable de la Vie Etudiante de Montpellier SupAgro, de m'avoir confié ce stage et mis dans de bonnes dispositions pour faire ce mémoire professionnel de Master 2 PESAP.

Je souhaite aussi remercier Mr Férez, mon directeur de mémoire, de m'avoir aidé dans la construction de ma réflexion et l'écriture de ce mémoire.

Je veux également remercier les élèves de Montpellier SupAgro, d'avoir collaboré sur mes missions de stage, mais aussi pour leur bonne humeur et pour leur compréhension dans mon questionnement sur leur vie privée.

Et pour finir, je voudrais dédicacer ce mémoire à mes 2 collègues de Master, avec qui nous avons créé l'association PESAP : Santé le Mouvement ! et qui m'ont soutenu tout au long de l'année jusqu'à l'expression de ce mémoire : Messieurs Grapeloup Guillaume et Moukoukenoff Dimitri.

Sommaire

1. Introduction

Lors de mon stage, on m'a confié une mission d'analyse de la santé des élèves de Montpellier SupAgro. De part ce travail, un problème de sommeil ressort. Ce champ de la santé est notamment la deuxième préoccupation des étudiants français mais leur méconnaissance sur ce sujet reste la même. De nombreux élèves de SupAgro se sentent fatigués voir épuisés pendant la journée. Dans le questionnaire de santé passé auprès de chaque élève ingénieur, le temps de nuitée semble faible également. De nombreux facteurs influent sur ce sommeil comme la pression scolaire, l'anxiété, le stress, le mode de vie étudiant avec les cours, le travail qui s'en suit, les soirées et bien évidemment la consommation d'alcool. L'alcool, problème de santé numéro un chez les étudiants. La consommation ne devient pas plus régulière mais la quantité d'alcool prise à chaque occasion augmente au fur et à mesure des années. Malgré l'intervention de différents acteurs de santé et de prévention auprès de ce public, le problème reste et semble plus accentué dans les Grandes Ecoles.

C'est pour cela que nous avons décidé de choisir d'observer la relation entre le sommeil des élèves en fonction de leur consommation d'alcool

Un travail conséquent est fait sur la prévention du thème de l'alcool mais encore peu de choses sont initiées autour du sommeil. Des études montrent la double relation entre ces deux thématiques : la consommation d'alcool agit sur le sommeil, et une mauvaise qualité du sommeil influence la personne à des abus de consommations de substances psycho-actives comme l'alcool.

Afin d'étudier la consommation d'alcool des élèves de Grande Ecole, on se doit avant tout de comprendre les manières de boire de ces étudiants. De part leur formation et des valeurs qui entourent les Grandes Ecoles, une socialisation de la consommation d'alcool ou « boire social »se dégage. Ce « boire social » montre l'influence des rapports sociaux dans une consommation d'alcool. Il détermine les relations et les groupes qui vont naitre entre les élèves en fonction de leur consommation d'alcool : on parle de leaders, de suiveurs et de distancés.

L'objectif de notre étude va être de comprendre l'influence de cette socialisation de la consommation d'alcool de l'élève de Grande Ecole sur son sommeil. On se doit d'approfondir le sujet en fonction des différents groupes sociaux étudiants qui se dégagent. Ce travail s'inscrit dans le champ de la sociologie.

Afin de vous présenter notre étude nous allons dans un premier temps vous exposer une revue de la littérature détaillée, puis nous vous présenterons notre protocole suivi des résultats attendus. Pour finir nous discuterons du sujet de notre étude.

2. Revue de question

2.1. Choix du public

La population déterminée pour ma recherche bibliographique est un public jeune, âgé de 18 à 25 ans et étudiant dans une grande école. Un profil d'élève ingénieur, passé par la classe préparatoire (2 à 3 ans de prépa), se dégage du public présent à Montpellier SupAgro. Afin de mieux comprendre ce public, il est nécessaire de rappeler le contexte de vie de ses élèves. Tout d'abord, ce public est passé par la « case » classe préparatoire après le baccalauréat avant d'entrer en école d'ingénieur. Expliquer le vécu de l'élève en classe préparatoire nous permettra de mieux cerner l'individu qui va vivre en école d'ingénieur mais aussi de comprendre la sociabilité qui se crée et qui existe au sein d'une Grande Ecole.

2.1.1. La classe préparatoire

La classe préparatoire est un lieu de compétition pendant les 2 ou 3 années de formation. Les élèves sont constamment évalués, classés et jugés sur leurs performances écrites et orales. Les élèves subissent l'intensité de la compétition scolaire et la pression des pairs (parents, professeurs et autres élèves). Le passage par la classe préparatoire est une véritable épreuve dirigée vers un seul objectif : la réussite du concours. Dubet (1996) définit la vie de l'élève en classe préparatoire sous 2 formes : la réduction de la personnalité à la dimension scolaire (comme une machine à ingurgiter et régurgiter des connaissances) et la prédominance d'un mode de vie ascétique (l'enfermement de l'élève).

Ces 2 formes sont acceptables pour le jeune car la situation n'est que temporaire jusqu'à l'entrée en Grande Ecole qui symbolise une libération. Cette vie de préparationnaire va se transformer en épanouissement personnel grâce aux associations étudiantes et sportives :

« *Je préfère passer mon temps à m'occuper de mes activités associatives*
au sein de l'école que d'aller en cours pour suivre bêtement comme en prépa.
J'en ai marre de cette théorie, je préfère la pratique, c'est du concret. »
Hélène, élève en 1ère année Ingénieur Agronome, Montpellier SupAgro.

Les années passées dans les classes préparatoires sont comme mises entre parenthèses à un âge fait normalement de curiosités, de loisirs, d'échanges. Il y a une suspension de tout questionnement existentiel et du processus de maturation. Ils ne connaissent pas la rébellion. Ce n'est qu'une fois en grande école qu'ils commenceront à se positionner pour eux-mêmes.[1]

---

[1] "Les classes préparatoires, une vie entre parenthèses" ; LE MONDE, 2008 par Martine Laronche

Arrivée en Grande Ecole, l'élève est livré à lui-même, libre de faire ses propres choix et d'agir comme il le consent. Nous tenons à rappeler le contexte de vie dans l'école où les élèves passent leur journée, leur semaine et leur weekend ensemble. Les cours sont de 8h à 18h, mangent le midi ensemble au self de l'école, toutes les activités extrascolaires sportives et artistiques des pratiquent entre eux, et pour finir ils vivent ensemble dans la même résidence. La cohabitation dans un espace réglé et rythmé dans le temps (ici pendant 3 ans minimum) favorise la constitution d'un groupe cohérent autour des traditions, rites et codes de la Grande Ecole (Bruno, 2009).

Un esprit de formation et de promotion est voulu par l'Ecole d'Ingénieur pour préserver l'identité et les lignes directrices de l'Ecole, ce qui permet de comprendre les relations sociales qui existent entre les élèves ainsi que leurs comportements vis-à-vis de cela. Cet enfermement sélectif a pour effet de produire un groupe très homogène dont l'homogénéité se trouve renforcé au travers de la socialisation mutuelle qui résulte du contact continu et prolongé entre les élèves. Bourdieu (1989) appelle ce phénomène « l'esprit de corps » : un sentiment de solidarité où le groupe repose sur la communauté de schèmes de perception, d'appréciation, de pensée et d'action. Les élèves se rassemblent autour d'une même culture, d'un ensemble de savoirs et de savoir-faire légitime pour fonder et soutenir durablement l'entente immédiate et favoriser l'harmonie sociale.

Le terme « génération » est utilisé par Attias-Donfut (1988) pour permettre d'expliquer cet esprit de corps qui semble important de garder dans ces Grandes Ecoles. La génération est inscrite dans l'ordre social, immatérielle et symbolique. Elle ne se définit pas que par une expérience vécue en commun mais aussi par des repères qui sont de nature symbolique. Elle est basée sur une durée commune, durée avec ses symboles temporels, sociaux et historiques.

Ce lien d'Ecole appelé « génération » ou « esprit de corps » permet d'expliquer les rapports sociaux entre les élèves et l'importance qu'à la Grande Ecole dans la reproduction sociale des étudiants (Sorokin, 1962)

2.2. La « Socialisation » de l'élève.

La socialisation est aujourd'hui définie comme un processus par lequel l'individu apprend et intériorise sa culture. Il incorpore un certain nombre de valeurs, de normes et de règles. L'individu est à même de s'intégrer dans le monde social : la socialisation est en quelque sorte un processus « d'entrée en société ». Processus que l'on retrouve de l'élève lors de son passage de classe préparatoire à la « Grande Ecole ». Cette socialisation a une force formatrice (formation à être un élève ingénieur par un élève ingénieur : importance du groupe de pairs) et une force transformatrice (de l'élève de classe préparatoire à l'élève ingénieur).

Pour arriver à cette socialisation, la présence du lien social entre les individus est obligatoire et va permettre à la personne de s'intégrer jusqu'à la création d'un groupe social.

2.2.1. Du lien social au groupe social.

Le lien social désigne l'ensemble des relations qui unissent des individus faisant partie d'un même groupe social et/ou qui établissent des règles sociales entre individus ou groupes sociaux différents. Les liens sociaux permettent d'assurer la cohésion sociale et l'intégration des individus soit par le partage de valeurs communes soit par la reconnaissance sociale des différences lors de l'établissement des règles sociales. Ils permettent également aux individus d'acquérir une identité sociale.

Pour Durkheim (1893), le lien social est avant tout un lien moral. Selon lui, la morale désigne « les règles qui président aux relations des hommes formant une société et qui énoncent les conditions fondamentales de la solidarité sociale ». La morale est ainsi une contrainte et un idéal vers lequel l'individu doit tendre pour se dépasser et s'attacher à un groupe social. Il parle également d'intégration sociale qui se fait lorsque la vie collective est intense, où elle donne lieu à un continuel échange d'idées et de sentiments entre les individus. On peut clairement identifier le fonctionnement des Grandes Ecoles où nait un effet promotion par l'amplification de cette vie collective (cours, repas, vie associative et sportive, soirée,…).

Après cette définition généraliste du lien social, Hirschi (1969) décrit les 4 éléments qui vont constituer le lien social et qui permettra de mieux cerner les rapports sociaux dans une Grande Ecole :

> ➤ L'attachement à des autruis signifiants (tendance à s'identifier à ces personnes de référence et à l'importance accordée à leur opinion et à leurs attentes par rapport à soi)
> ➤ L'engagement dans la conformité ou dans les activités conventionnelles (investissement de soi dans une ligne de conduite conformiste).
> ➤ L'implication ou l'absorption dans des activités conventionnelles (son engagement dans la conformité de ses activités lui empêche d'avoir d'autres activités déviantes.
> ➤ La croyance en la valeur des normes communes.

Ces 4 éléments expliquant le lien social permettent pour l'individu d'aboutir à l'intégration, à l'assimilation dans un groupe social.

Bonte et Izard (1991) explique que notre société n'est pas fait que d'individus mais que l'on peut y distinguer des unités sociales plus ou moins permanentes, plus ou moins institutionnalisées, entretenant entre elles des relations soumises à un certain agencement à la fois structurel et fonctionnel. Unité social appelée communément groupe social.

L'institution qu'est la Grande Ecole, a un rôle dans la mise en place du lien social et du groupe social. Elle relie la morale et des systèmes de valeurs cohérents et vigoureux afin de créer des règles et de socialiser les individus. La Grande Ecole va structurer les relations entre les individus en définissant les rôles, les conduites, les langages et les symboles significatifs à l'institution. Bruno (2009) parle du rôle particulièrement intégrateur des Grandes Ecoles avec leur tradition, rites et codes qui structurent effectivement les relations entre étudiants et participent à la construction d'un groupe qui se pérennise.

Après un mode de vie ascétique en classe préparatoire, l'élève s'ouvre et se « libère » à l'arrivée dans la Grande Ecole. Une socialisation va se mettre en place entre les différents acteurs présents et que Bourdieu lie à l'esprit de corps créé dans les Grandes Ecoles.

2.2.2. L'esprit de corps : facteur de socialisation dans les Grandes Ecoles.

L'esprit de corps explique la « socialisation » de l'élève dans la Grande Ecole, du lien social qui se crée à l'appartenance à un groupe.

Bourdieu (1989) définit ce terme comme un sentiment de solidarité qui apparait dans un groupe social reposant sur la communauté des formes de perception, d'appréciation, de pensée et d'action qui fonde l'entente réflexe entre les individus de l'Ecole. Les habitudes et la rigueur rassurante qui existent dans les situations de travail et de vie entre les élèves permet de favoriser l'harmonie sociale ainsi que l'esprit de corps qui existent.

Cet esprit de corps est amené par l'institution elle-même dans sa prise en charge totale de l'élève en assurant l'éducation sur les disciplines scolaires et les disciplines de vie. Mais aussi par les autres « générations » d'élèves avec l'intermédiaire des diverses associations étudiantes qui contribue à renforcer l'image et l'esprit de corps de l'école. Ces associations sont un moyen de recréer et de renforcer les liens sociaux perdus avec le début des études supérieures. Rappelons que le passage en classe préparatoire exprime une diminution de la vie sociale de l'élève avec cet enfermement dans le travail scolaire, marquant également une rupture du jeune avec les liens sociaux créés au lycée. De plus, l'arrivée dans la Grande Ecole réduit les liens familiaux du fait qu'une grande majorité des élèves vivent sur le campus de leur école : 85% des élèves ingénieurs vivent hors du domicile familial, pour 65% des étudiants de fac[2]. Vivre sur le campus amène à un processus d'intégration dans la nouvelle communauté, qui devient d'une importance capitale pour l'élève.

Cette rupture du lien familial ou amical pousse l'élève à recréer d'autres liens, surtout en développant les tendances « communautaires », passant par la culture du campus et la culture

---

[2] Enquête : « Conditions de Vie des Etudiants» de l'OVE)

« promotion/formation ». Cela tend les élèves à ne vivre qu'entre eux, à se fréquenter les uns les autres, mais aussi à maintenir ce fort sentiment d'appartenance à l'école : l'esprit de corps.

En effet, l'inculcation de « l'esprit de corps » fait partie du processus de socialisation propre aux Grandes Ecoles.

2.3. L'alcool.

La consommation de boissons alcooliques a régulièrement baissé au cours des dernières décennies en France comme en Europe. L'abus d'alcool demeure néanmoins un problème majeur de santé publique. Malgré une certaine uniformisation de la consommation, les manières de boire restent diverses en fonction de la nature des consommations (vin, bière, alcools forts) et du mode d'alcoolisation (quotidien, occasionnel, massif avec recherche rapide d'ivresse). Elles dépendent également de l'âge, du sexe et de l'environnement socio-culturel. Dès lors, les dangers ne sont pas les mêmes : accidents, conduites à risques, violences et traumatismes liés à l'ivresse, cancers, complications cardiovasculaires, troubles neurologiques... 5 millions de français connaissent aujourd'hui des problèmes médicaux et des difficultés psychologiques ou sociales liés à une consommation nocive d'alcool. Cette consommation touche notamment les jeunes et les étudiants dont 25% consomment régulièrement.

2.3.1. La consommation d'alcool des étudiants : Contextualisation.

Devenu un problème majeur dans le milieu étudiant, la consommation d'alcool est exposée comme un enjeu de santé publique. Etudiée et analysée ces dernières années, plusieurs études sont apparues montrant à quel point la consommation d'alcool s'est accrue dans les milieux étudiants.

On peut notamment citer les enquêtes nationales faites par les mutuelles étudiantes comme la LMDE (3ème Enquête Nationale sur la Santé des Etudiants 2011), l'enquête ESCAPAD 2011 (Enquête sur la santé et les comportements lors de la préparation à la défense) réalisé par l'OFDT[3], l'enquête de l'OVE[4] (Conditions de vie des étudiants). Ces enquêtes montrent que 25% des étudiants consomment régulièrement de l'alcool et que ce chiffre reste avec les années. Les occasions de consommer ainsi que les quantités d'alcool prises à chaque opportunité de boire s'intensifient au cours des années chez les étudiants français.

Mais le phénomène le plus important est la consommation massive lors d'un même évènement : le « binge-drinking » OU consommation express. L'usage de l'alcool est moins fréquent mais pas les ivresses (Beck et *al.*, 2005). A cela on peut rajouter les nouvelles stratégies utilisées pour valoriser la consommation d'alcool grâce aux Technologies d'Information et de la

---

[3] OFDT : Observatoire Français des Drogues et des Toxicomanies.
[4] OVE : Observatoire de la Vie Etudiante

6

Communication (TIC : réseaux sociaux, internet,…) et autres comme la présence des alcooliers dans les milieux festifs.

Ces enquêtes et initiatives ont favorisé la prise de conscience autant chez les étudiants que chez les autorités administratives et politiques. On peut noter comme exemple le lancement de la « Charte Nationale des Soirées Etudiantes Responsables » par des associations étudiantes, en collaboration avec des entreprises su secteur des boissons alcoolisées, le 3 avril 2008.

Cette charte oblige les associations étudiantes signataires à s'engager dans la sensibilisation et la responsabilisation des étudiants aux dangers de l'alcool dans les soirées qu'ils organisent.

Au niveau des politiques, on peut citer la proposition de loi du ministre de la santé R. Bachelot, interdisant les « open-bar » (boisson à volonté dans les soirées), la vente d'alcool dans les stations services après 18h ainsi que la vente d'alcool aux mineurs.

Ces chartes et cette prise de conscience politique sont dues à des faits de société où plusieurs étudiants sont morts suite à une consommation massive d'alcool et à d'autres substances psycho-actives illicites.

Ce phénomène d'alcoolisation massive est plus accentué dans les écoles de Commerce et d'Ingénieurs : nommées Grandes Ecoles. On observe l'accentuation de ce problème d'alcool par les résultats d'enquêtes nationales mais aussi au travers des médias. La majorité des pages de périodiques concernant l'alcool et étudiant, cite des faits produits dans les Grandes Ecoles (Haute Ecole de Commerce, Ecole Supérieure des Sciences Economiques et Commerciales, Ecole Polytechnique, Institut Supérieur de Commerce, et bien d'autres en France)[5]. Selon les résultats des enquêtes nationales comme la LMDE, il est démontré que ce sont les élèves de ces écoles qui arrivent en tête de la course pour l'ivresse (45,4% d'entre eux déclarent consommer de l'alcool au moins une fois par semaine et 10% plus de trois fois par semaine). Ce public est le même que l'on peut retrouver à l'Ecole Nationale Supérieure d'Agronomie de Montpellier.

---

[5] En 2011, la mort d'un étudiant de la Skema Business School, étouffé lors de son sommeil en déglutissant.
En 2010, des cas de comas éthyliques survenus à l'école HEC Paris et à l'université catholique de Louvain, une bagarre au bar de l'ESSEC ayant entraîné la mutilation d'un étudiant, décès d'un étudiant de l'École polytechnique, mort d'un étudiant de l'ISC Paris, mort d'un étudiant lors du rendez-vous annuel des étudiants en pharmacie, mort d'un étudiant en droit lors d'un séjour organisé par son université, plaintes pour viol d'une étudiante de l'ESC Grenoble suite à un WEI ainsi que de l'ICN Nancy.
En 2009, mort d'un étudiant en médecine au cours d'un WEI.
En 2008, coma éthylique d'un étudiant de l'ESC Toulouse lors d'un week-end d'intégration.
En 2005, la mort d'un étudiant de l'École Centrale de Paris après une soirée d'intégration.

Des initiatives ont été adoptées par les administrations de Grandes Ecoles (commerce, ingénieur) comme la « Charte de Bonnes Pratiques : Comportements à Risques et Addictions en Milieu Etudiant ». Elle a été convenue entre les différents représentants étudiants et administratifs des Grandes Ecoles Françaises. Elle ne vise ni à réprimer, ni à interdire la consommation d'alcool mais à informer, communiquer et prévenir sur les comportements à risques lors des soirées étudiantes mais aussi à favoriser l'encadrement et le contrôle de ces évènements

Afin de mieux comprendre cette consommation d'alcool présente dans ces Grandes Ecoles, il faut notamment comprendre les manières de boire et le pourquoi de cette consommation.

Le CRIPS[6] Ile-de-France (2011) décrit dans sa brochure « Nos Limites ?! » les motivations et les effets recherchés dans la consommation d'alcool. On retrouve alors le goût et la curiosité, le mieux-être (faire la fête, se désinhiber, se déstresser), la performance (recherche de sensations fortes, de défis), rompre avec la réalité (fuir les problèmes, oublier, se défoncer), la recherche de sociabilité (convivialité, désir de s'intégrer, pressions sociales) et par dépendance.

Cette sociabilité est un des facteurs primordiaux dans l'influence des comportements d'alcoolisation dont fait référence Guillemont (2008). Celle-ci est expliquée dans les Grandes Ecoles notamment par les solidarités étudiantes et les forts sentiments d'appartenance à l'institution, ainsi que par l'importance des rôles sociaux joués par les élèves (Masse, 2002). Les jeunes sont poussés vers la consommation d'alcool pour le plaisir que cela procure, puis vient l'importance de la convivialité dans la consommation suivi de l'imitation des pairs (Laure, 2001).

Les rapports sociaux interagissent avec la santé des étudiants et notamment sur la consommation d'alcool. Masse (2002) rend compte de l'importance de la convivialité et de l'alcool dans les manières de vivres des élèves Ingénieurs où la fête est valorisée. Afin de mieux comprendre la consommation d'alcool dans ces Grandes Ecoles, orientons nous vers cette sociologie de l'alcoolisation dont il est fait référence lorsque l'on parle des consommations auprès de ce public d'élèves.

2.3.2. Alcool et socialisation : Le « Boire social »

Le « Boire » social apparait depuis toujours dans des ouvrages littéraires et philosophiques, en passant par Rabelais qui évoque le traitement moral du boire. Ce terme n'apparait pas forcément sous cette forme de « Boire social » mais plus sous la nomination de « vin », « d'ivresse », « d'ivrognerie », « d'ébriété ». L'alcool est présent dans les mœurs françaises, il est difficile de le dénoncer quand il s'agit du produit même, tel que le vin. Il devient plus facile de le critiquer lorsque l'on parle de l'alcoologie, des maladies qui en découlent et quand l'alcool devient un sujet

---

[6] CRIPS : Centres Régionaux d'Information et de Prévention du Sida.

de santé publique. Malgré cela il semble compliqué d'expliquer le rôle social que peut jouer l'alcool ainsi que les manières de boire car il manque une histoire complète sociologique et ethnologique du boire en France (Inserm, 2003).

Il faut notamment revenir sur la symbolique de la consommation d'alcool et du produit en lui-même au cours de l'Histoire. Le vin a toujours eu une valeur festive, il est offert comme une alternative majeure à l'eau pour étancher la soif collective. Le vin a toujours une place « sacrée » que ce soit dans la liturgie catholique, soit dans la médecine (consommation régulière de vin est bénéfique pour la santé). Il a toujours été chanté et loué dans les sources littéraires populaires. Que dire encore des gestes du boire comme « trinquer », « lever le verre », offrir une coupe », ces phrases qui nous permettent de vraiment prendre conscience de l'importance qu'à le rôle de l'alcool dans notre société. L'alcool fait partie de tout rituel qui englobe la société et les individus. On retrouve cet aspect social dans les fêtes traditionnelles comme les fêtes de villages, le jour de Noel, le jour de l'An, la naissance d'un enfant, le mariage d'un ami qui rendent licites l'ivresse sur la voie publique. La boisson alcoolisée est privilégiée lors de la rencontre imprévue que l'on veut fêter, de l'hospitalité comme devoir d'honneur, de l'échange des pots ritualisés en tournées offertes par chacun des buveurs. La consommation d'alcool marque des périodes de notre vie comme l'autorisation de boire à la majorité et marquant la fin de l'enfance (Winnicott, 1964), la naissance d'un enfant, le mariage, la retraite. L'alcool est devenu un marqueur de la réalité socialement positive d'un évènement. Nahoun-Grappe (2010) explique elle aussi, que l'enivrement collectif fonctionne alors comme une tentative d'inscription commune, partagée ensemble, dans un moment particulier. Elle cite également le rôle que peut offrir l'alcool dans les interactions sociales afin de favoriser les liens sociaux. Pour montrer cela, elle prend l'exemple de « offrir à boire » dans un restaurant à un inconnu : 2 personnes étrangères par le biais de l'alcool, deviennent amis/connaissances, acceptant le verre de vin de l'autre et dans l'obligation de lui rendre la pareille. Celui qui s'ouvre le cycle s'assure l'initiative et la plus grande aisance sociale et qui devient avantage dans la relation à l'autre. L'alcool est alors un levier pour changer délibérément l'ambiance de la situation et l'oriente vers la cordialité, c'est-à-dire la fin de la gêne et l'offre du lien social.

Nahoun-Grappe (2010) offre une piste de réflexion fonctionnaliste sur le « boire » social qui à un rôle permettant la mise au point d'une bonne distance entre étrangers sociaux rapprochés physiquement dans un cadre favorable à ce rapprochement. On peut faire ainsi une comparaison avec le contexte d'alcoolisation dans les Grandes Ecoles.

Pour expliquer sociologiquement ce « boire social » dans le milieu étudiant, nous pouvons citer les différentes logiques de « l'expérience sociale » retenues par Dubet (1995). Selon lui, l'expérience sociale est « la cristallisation plus ou moins stable, chez les individus et les groupes, de

9

logiques d'actions différentes, parfois opposées, que les acteurs sont tenus de mobiliser et de hiérarchiser afin de se constituer comme des sujets. ».

Il distingue la logique d'intégration (boire avec les autres, comme les autres) avec ses dimensions mimétique et intégratrice au groupe. Cela permet à l'étudiant de se procurer une « place » dans un groupe ou bien de marquer son appartenance à un groupe. L'élève est soucieux de ressembler aux autres, s'inspire du comportement de son groupe de pairs. La logique stratégique (boire pour oublier, boire pour supporter) où la consommation d'alcool permet d'atteindre un but précis. Cela concerne principalement les élèves où la pression des études propose des situations de stress, d'anxiété dont l'alcool peut être une échappatoire. Et la logique de subjectivation (boire pour se différencier) où l'étudiant cherche à trouver des atouts positifs dans sa consommation pour entrer dans le monde des adultes (dédoublement de soi, d'expérimentation de ses envies, un moyen de pousser les limites de son corps en se lançant des défis). Cette nouvelle vision permet de voir que la consommation d'alcool chez les étudiants est limitée par le regard des autres, par le groupe à induire des normes fortes.

Ces trois logiques d'actions expliquant les manières d'appartenir à un groupe justifient les groupes d'étudiants créés au sein des Grandes Ecoles en fonction de leur consommation d'alcool. Masse (2002) dégage trois types d'idéaux étudiants liés à trois types de consommation d'alcool : les « leaders », les « suiveurs » et les « distancés ». Les « leaders » fréquentent assidûment toutes les soirées de l'Ecole mais aussi les soirées internes. Ces élèves là consomment de l'alcool régulièrement et en grande quantité. A l'entrée dans l'école, lors de l'intégration, la grande majorité des étudiants se situent dans ce cas pour faire corps avec leur nouvelle institution et les personnes qu'ils vont côtoyer pendant les années d'école. A l'issue de cette intégration, le groupe va se scinder en deux où une partie va revenir à la « réalité » des cours, de l'importance du cursus et de l'aspect financier de la formation : ce sont les « distancés ». Ils se désintéressent des soirées organisées par le Bureau des Etudiants et de ce mode de vie qu'ils pensent superficiels. Ils consomment de l'alcool pour certains mais que très rarement et plus dans le cadre de l'Ecole. Ils nous restent ensuite les suiveurs, élèves qui fréquentent que les grandes soirées organisés par l'école mais ne participent pas aux soirées internes. Ce sont des personnes qui ne consomment pas régulièrement mais en ivresse lors des occasions de fêtes.

Ces types de groupe sont représentés au sein de Montpellier SupAgro. On retrouve des groupes définit par une consommation d'alcool différente et que l'on nomme les « bérets noirs », les « diadèmes » et les « huitres ». Pour le groupe des « bérets noirs » et des « diadèmes », on retrouve le même profil de consommation à celui des leaders, à part que le premier est pour les garçons et le deuxième pour les filles. Ces deux groupes sont formés d'une dizaine de personnes, où les 2èmes années vont recruter des 1ères années qui consomment de l'alcool plus que les autres et qui tiennent cette consommation sur le long terme. Ils se retrouvent même en dehors pour consommer entre eux comme si ils se considéraient comme une élite.

Pour le groupe des « huitres », ces personnes sont nommées ainsi par les autres individus. Ils les définissent comme les personnes qui ne s'intègrent pas notamment, car elles ne font pas les soirées et ne font pas partie des différentes dynamiques de groupes. Ce sont des personnes qui ne boivent pas de l'alcool ou très peu. On peut les comparer aux distancés.

Par cette distinction de « types » d'étudiants, on comprend mieux l'importance du facteur « socialisation » englobant le lien social avec l'esprit de corps des Grandes Ecoles sur la création de groupes sociaux définis par la consommation d'alcool.

2.4. Le sommeil

Nous dormons plus d'un tiers de notre vie. Cette fonction physiologique est déterminante dans la croissance, la maturation cérébrale, le développement et la préservation de nos capacités cognitives. Il est essentiel pour l'ajustement des sécrétions hormonales et le maintien de noter température interne. On sait aujourd'hui que la réduction du temps de sommeil ou l'altération de sa qualité favorisent l'apparition de maladies, ce qui en fait un des enjeux de prévention des années à venir. Voilà ce que nous dit l'Institut National du Sommeil et de la Vigilance.

Afin de mieux comprendre le sommeil, il nous semble important de faire un petit rappel physiologique de cette fonction. Le sommeil est composé de 2 parties : le sommeil lent avec le sommeil lent léger (stade N1 et N2) et le sommeil lent profond (stade N3), et le sommeil paradoxal (stade N4). Ces 4 stades représentent un cycle de sommeil (90 minutes) répété 4 à 6 fois dans une nuit. Lorsque ces stades s'avèrent troublés, on parle de troubles du sommeil. On ressent que son sommeil est insuffisant, que l'on dort trop ou alors que notre sommeil est perturbé pendant la nuit.

Pour répondre à ces troubles, l'alcool est parfois utilisé mais celui n'a pas l'effet escompté sur le sommeil mais cette relation est à double sens. Le manque de sommeil accroit l'envie de consommer des substances psycho-actives comme l'alcool. De plus, ces perturbations du sommeil sont influencées par la socialisation et ont un impact sur les liens sociaux.

2.4.1. Le sommeil des étudiants : Contextualisation

Selon une enquête de l'USEM[7], le sommeil serait la seconde préoccupation des étudiants en ce qui concerne la santé. «Tous les étudiants sont en dette de sommeil », voilà le constat du Professeur Paquereau (Président de l'Institut national du Sommeil et de la Vigilance). Comment bien dormir ? Telle est la question à un âge où l'on vit entre révisions et sorties, alcool et manque de sommeil. Selon l'enquête de l'USEM (2009), 75% des étudiants ressentent de la somnolence durant

---

[7] USEM : Union des Sociétés Etudiantes Mutualistes.

la journée. Lors de la Journée du sommeil, la discussion autour du sommeil des étudiants montre que 25% d'entre eux ont des troubles du sommeil. Différentes causes à ces problèmes ont été identifié comme l'usage des nouvelles technologies en soirée, le stress des études ainsi que la pression scolaire, l'inquiétude du futur, l'anxiété de performance. Mais également, la multiplication des nuits blanches et des couchers tardifs le weekend ainsi que la consommation d'excitants comme l'alcool (il facilite l'endormissement mais provoque des réveils dans la nuit).

35,4% des étudiants déclarent mal/très mal dormir et 11,3% dorment moins de 6 heures. Le sommeil semble se dégrader avec l'âge puisque le pourcentage des étudiants qui déclarent mal dormir passe de 20,9% pour les moins de 21 ans à 25,4% pour les 23 ans et plus (Enquête USEM 2009).

L'Association PROSOM[8], avec le partenariat de l'INPES[9] et de l'INSV[10] dégagent trois raisons principales pour expliquer le manque de sommeil chez les jeunes : le décalage, la privation et les troubles du sommeil.

Différentes pratiques décalent le sommeil petit à petit, les jeunes se couchent de plus en plus tard et soit ils se lèvent encore plus tard le matin créant ce fameux décalage de sommeil ou soit en se levant tôt pour différentes contraintes induisant ainsi une dette en sommeil. Dans ces pratiques, on retrouve le travail scolaire du soir, le job étudiant pour financer sa scolarité et ses loisirs, le temps passé devant les TIC[11] (télévision, ordinateur, jeux vidéo), la consommation d'excitants (café, nicotine, sodas, alcool,…), la pratique d'une activité physique tardive avant le coucher, et bien d'autres.

Un décalage connu de tout le monde surtout sur les périodes de fêtes où la personne se prive de sommeil. La dette de sommeil est vite récupérée sauf pour qui cette privation devient chronique en fonction de diverses raisons et le sommeil n'est pas récupéré. On retrouve cela chez les jeunes qui ont le sentiment que le sommeil est une perte de temps et ne prennent pas en compte des signaux du sommeil (méconnaissance de son sommeil), le stress et les soucis qui deviennent de plus en plus présents dans la vie du jeune, la vie festive qui entoure la vie scolaire de l'étudiant, voici les principales causes.

Et pour finir sur les raisons à ce manque de sommeil, les troubles du sommeil ont un effet sur la qualité du sommeil. Parmi les principales, on peut citer l'insomnie (retard de l'endormissement ou du maintien du sommeil durant la nuit), l'hypersomnie (dormir beaucoup d'heures et être souvent fatigué) et les parasomnies ou autres troubles survenant durant le sommeil (apnées du sommeil, jambes sans repos, troubles du rythme circadien,…) (Senninger, 2011).

---

[8] PROSOM : Association nationale de PROmotion de connaissances sur le SOMmeil.
[9] INPES : Institut National de Prévention et d'Education pour la Santé.
[10] INSV : Institut National du Sommeil et de la Vigilance.
[11] TIC : Technologies d'Information et de Communication.

Après avoir évoqué les causes d'une mauvaise qualité du sommeil, on peut parler des conséquences sur le jeune. Brion (2011) met l'accent les domaines d'ordre cognitif, psychologique et métabolique dans lequel le manque de sommeil impacte. Ce sommeil rencontre d'importants changements dû au mode de vie du jeune : les contraintes scolaires accrues, la multiplicité des activités extrascolaires et l'éloignement du cadre familial créent une insuffisance de sommeil alors que les besoins sont notamment importants encore sur cette période de la vie. En manque de sommeil, les jeunes ont tendance à être somnolents et de nombreuses difficultés sont associées : moindre performances scolaires, perturbations de l'humeur, risque accru d'accidents de la route, abus de drogue et d'alcool, ainsi que le risque de prise de poids et d'obésité.

2.4.2. Le sommeil et l'alcool

L'alcool perturbe les cycles du sommeil lent et paradoxal en interrompant la bonne succession de ces 2 phases. Les personnes qui boivent de l'alcool, se plaignent alors d'avoir un sommeil tourmenté et agité, de rêves inquiétants et d'insomnies. Les effets de l'alcool se prolonge tard dans la nuit alors même que l'alcool a été éliminé. On retrouve également une apparition anormalement fréquente du ronflement car l'alcool a un effet relaxant sur les muscles pharyngés. Une consommation d'alcool tardive dans la nuit va avoir un impact sur les performances de la personne (vigilance, dextérité jusque dans les premières heures de la matinée.

Johnson et al. (2001) ont mené une étude sur 13000 jeunes américains où l'usage de cigarette ou d'alcool ou de drogue illicite est associé aux problèmes de sommeil. De plus cette étude montre que les jeunes ayant eu des troubles du sommeil durant leur enfance (entre 3 et 5 ans) est prédictif d'un usage précoce d'alcool ou autres drogues. Les auteurs de cette étude suggèrent également qu'il existe un lien de causalité entre les problèmes de sommeil associés à la prise de substance pour faciliter le sommeil ou comme stimulant de la vigilance. Guénolé (2011) met en avant l'impact de l'alcool et autres substances sur le sommeil. Il évoque également l'augmentation des insomnies chez le jeune lors de la prise d'alcool.

A cet âge, on observe une augmentation des expérimentations de l'ivresse, ainsi qu'une augmentation de la consommation de plus de 5 verres par soirée. 1% des jeunes déclarent boire pour dormir (à visée anxiolytique). Malgré l'endormissement facilité par la consommation, à dose croissante l'alcool fragmente le sommeil de la 2ème partie de nuit, réduit le temps total du sommeil et amène de la somnolence diurne (un effet sédatif direct et les apnées du sommeil sont favorisées par une intoxication). L'alcool provoque également un effet neurotoxique délétère sur la maturation du sommeil (surtout sur le sommeil lent profond). Une consommation régulière provoque de la somnolence au cours de la journée, des troubles du sommeil et un décalage vespéral du rythme du sommeil (Dervaux et *al.*, 2004).

2.4.3. *Sommeil et socialisation*

Les personnes qui passent régulièrement du temps à se socialiser sont plus susceptibles de souffrir de problèmes de sommeil. Une étude sur une cinquantaine de personnes à montrer que les personnes qui sont exposées à un environnement riche en composantes sociales ont une plus grande vulnérabilité à avoir un sommeil de mauvaise qualité par rapport aux personnes qui sont plongées dans un environnement moins riche sur ce plan (Rupp, 2010). Mais si la relation sociale est stable, de bonne qualité et de longue durée, là par contre elle est bénéfique et améliore la qualité du sommeil

La socialisation des jeunes à également un impact sur leur qualité de sommeil. Les nouvelles technologies d'information et de communication telle que les réseaux sociaux (Facebook, MSN messenger,...) provoquent la privation et le décalage du sommeil. Ces raisons d'un mauvais sommeil est amené également par la socialisation liée à l'alcool et ont des conséquences sur les liens sociaux de l'étudiant. La consommation d'alcool amenée lors d'un évènement festif où un groupe social se retrouve pour consommer favorise le décalage et la privation par l'évènement lui-même. Mais aussi le sommeil de ce groupe est différent de celui d'un autre groupe social, amenant un appauvrissement des liens sociaux entre ces diverses coalitions.

3. Problématique et Hypothèses

3.1. Problématique

Comme nous avons pu le voir dans la revue de question, les grands acteurs de prévention et de promotion de la santé ainsi que de nombreux auteurs ont démontré l'importance de prendre conscience de la consommation d'alcool massive et de la mauvaise qualité de sommeil sur la santé de la jeune personne. On observe que ces 2 problèmes de santé sont unis dans une double relation : La consommation d'alcool agit sur la structuration et la qualité du sommeil. Le manque de sommeil favorise l'abus de substances psycho-actives comme l'alcool.

Chez les étudiants, cette double relation est accentuée par la socialisation qui existe dans les Grandes Ecoles et qui favorisent l'apparition de groupes sociaux.

Il nous semble pertinent et légitime de montrer que la consommation d'alcool défini par la socialisation de l'élève agit différemment sur la qualité de son sommeil. Bien évidemment cette socialisation est déterminée par les liens sociaux entre les individus et les groupes sociaux qui en découlent.

La socialisation de la consommation d'alcool de l'élève de l'Ecole influence-t-elle son sommeil ?

3.2. Hypothèses

3.2.1. *Hypothèse principale*

1- La socialisation de la consommation d'alcool de l'élève de l'Ecole influence son sommeil.

3.2.2. *Hypothèse secondaire*

2- Le sommeil de l'élève de Grande Ecole est influencé différemment en fonction de son appartenance a un groupe social défini par la consommation d'alcool : les leaders (ex : « bérets noirs » ou « diadèmes »), les suiveurs, les distancés (ex : « huitres »).

4. Méthodologie

4.1. Choix de l'outil de collecte de données

Dans l'analyse de la santé des élèves de Montpellier SupAgro, deux principaux problèmes sont ressortis de l'Enquête Santé-Vie Etudiante, la consommation d'alcool massive et régulière ainsi que la mauvaise qualité de sommeil. 22% des élèves dorment moins de 7h, 21% estiment avoir des troubles du sommeil. 63% des jeunes sont souvent fatigués. Environ 60% des élèves consomment de l'alcool au moins une fois par semaine, 56% boivent entre 4 et 8 verres par soirée. Ceux qui consomment le plus de l'alcool, dorment moins que les autres. Malgré le fait que les résultats proviennent d'un échantillon assez conséquent (338 questionnaires) et permet de croire en leurs fiabilités, certaines discussions avec les élèves me permettent de douter de la pertinence des résultats. « Je n'ai pas été totalement honnête dans mes réponses », voilà ce qui ressort de mes entretiens. Afin de vérifier de la véracité des résultats, j'ai mis en place des entretiens semi-directifs qui ont soutenu l'hypothèse qu'il existait bien un problème de consommation massive et un manque de sommeil chez les élèves. Il en ressort que pour les élèves, la consommation d'alcool augmente au sein de l'Ecole. Boire leur permet de se détendre et d'être plus dans l'ambiance de la soirée. Il reproche l'interdiction d'alcools forts aux soirées provoquant ainsi de fortes consommations en pré-soirée dans un laps de temps très court. Consommer de l'alcool semble faire partie de la culture de l'école pour eux et ils ne peuvent y déroger. La majorité des élèves se sentent fatigués, ils se lèvent beaucoup plus tard et ne participent pas au premier cours du matin (8h-10h) car ils se couchent notamment plus tard le soir. Pour ceux qui vont à ce cours, somnolent durant la journée et ont besoin de faire une sieste.

J'ai également participé à 3 soirées des élèves nommées les « LaValette ». Pour comprendre la consommation d'alcool et de la socialisation par l'alcool, il est nécessaire de faire la description de ces soirées. Le groupe d'organisateur avec d'autres élèves se retrouve sur le lieu de la soirée vers les

21h 22h afin de manger et de consommer de l'alcool avant entre eux. Parmi ces personnes, on retrouve les forts consommateurs d'alcool. Pendant ce temps, les autres élèves font la pré-soirée sur le campus de l'école (situé à environ 10km du lieu de la fête). Sur ces lieux, la consommation d'alcool se fait notamment d'alcools forts (vodka, whisky et rhum). Les élèves qui se situent sur le campus rejoignent vers 00h 01h du matin les lieux de la soirée afin de faire la fête jusqu'à 06h voire 08h du matin. Là, la consommation d'alcool se fait uniquement à la bière car c'est le seul alcool autorisé à la vente et à la consommation de la part de l'Ecole. Enfin c'est ce qui est noté dans la charte des soirées de l'Ecole, même si la vente d'alcools forts ne se fait pas, la majorité des élèves en boivent toute la soirée. On retrouve la présence d'un vigile accompagné d'un groupe de prévention composé d'étudiants de l'Ecole au portail pour faire souffler les conducteurs de voiture (10% des personnes de la soirée) dans l'éthylotest mais pas les personnes qui rentrent à vélo (90% des élèves). Voilà ce qui ressort de mes observations lors de ces soirées. Un léger décalage entre ce qui est voulu par l'établissement, ce qui est fait sur ces soirées et ce qui devrait être fait pour améliorer ce problème de consommation d'alcool massive. On observe également l'apparition des différents groupes sociaux liés à la consommation d'alcool. Les « leaders » se retrouvent avant à la soirée, les « suiveurs » viennent plus tard et les « distancés » ne viennent pratiquement jamais.

Afin de répondre à la problématique, le choix a été porté sur deux méthodes :

> **Pour comprendre la socialisation de l'alcool et la manière de consommer de l'élève, nous allons utiliser l'entretien directif. (Annexe 1)**

Cet outil, entièrement formulé, va nous permettre d'apprécier le vécu de la personne sur ce thème là, comprendre le rôle des acteurs sociaux, de découvrir les valeurs et idéaux des groupes sociaux en laissant le choix de la réponse. 5 entretiens directifs de 30 questions seront posés : pour comprendre la socialisation de l'alcool, les manières de boire et pour déterminer les lignes directrices des groupes sociaux (leaders, suiveurs, distancés / bérets noirs, diadèmes, huîtres). L'appartenance d'un individu à ces groupes sera déterminée par l'observation de leurs signes distinctifs en soirée et par le discours des autres étudiants.

> **Pour permettre de voir le lien et l'impact de la consommation d'alcool sur le sommeil de l'élève, 2 questionnaires sont posés : l'AUDIT (alcool) et le PSQI (sommeil).**

Le premier nommé «Alcohol Use DIsorders Test » (AUDIT) sur l'alcool afin d'apprécier la consommation de l'année écoulée et de comprendre la manière de boire de la personne. Il est composé de 10 questions, les réponses sont bonifiées de 0 à 4 et le score total déterminé après les 10 questions permet d'interpréter l'AUDIT (Annexe 2).

Le deuxième utilisé se nomme « l'index de qualité du sommeil de Pittsburgh » (PSQI), il va nous permettre d'estimer le sommeil ainsi que la qualité de celui-ci chez l'élève (Annexe 3). 11

questions sont notifiées et un score est donné pour chaque réponse. Ce questionnaire comprend également deux questions qui impliquent la réponse du partenaire de la personne, ces 2 questions ne sont pas comptabilisées dans le score total, elles sont là pour confirmer les autres réponses. Les 9 questions qui rentrent en compte pour le score total sont divisées en 7 composantes : la qualité subjective du sommeil (question 6), la latence du sommeil (questions 2 et 5a), la durée du sommeil (question 4), l'efficacité habituelle du sommeil (questions 1 et 3), les troubles du sommeil (questions 5b à 5j), utilisation d'un médicament du sommeil (question 7) et la mauvaise forme durant la journée (questions 8 et 9).

4.2. Choix de l'échantillon.

Pour bien comprendre le choix de ces outils, il faut connaitre l'échantillon. Cinq élèves, de sexe différent, ont répondu à l'appel pour répondre à l'entretien directif et aux deux questionnaires. Un garçon et quatre filles : cet échantillon est représentatif de la population de l'école de Montpellier SupAgro où 75% des élèves sont des filles. La demande est faite auprès de certains élèves de par leur position sociale dans un groupe, ce qui permet d'avoir les 3 « types d'étudiant » (leaders, suiveurs, distancés) que l'on présente dans l'hypothèse secondaire. L'âge des élèves est compris entre 20 et 21 ans, correspondant aux études citées dans la revue de question.

> ➢ Critères d'inclusion :
- L'âge des élèves doit être compris entre 18 et 25 ans.
- Ils doivent savoir parler, écrire et lire le français.
- Ils doivent être volontaires pour répondre à l'entretien et aux questionnaires.
- Ils doivent être dans la capacité à comprendre, à décider et à respecter leurs propres choix.
- Les élèves doivent avoir effectué une classe préparatoire.
- Ils doivent faire partie de la formation Ingénieur Agronome.
- Ils doivent avoir vécu au moins une année ou être en fin de leur première année à Montpellier SupAgro.

> ➢ Critères de non-inclusion :
- Ils ne doivent pas avoir d'antécédents médicaux liés à une dépendance à l'alcool.
- Ils ne doivent pas avoir d'antécédents médicaux liés à des troubles du sommeil.

4.3. Méthode d'analyse des données

Pour décrire nos résultats, nous allons faire une synthèse de chaque entretien afin de faire ressortir les thèmes concernant la « socialisation de l'élève dans l'école », sa « consommation d'alcool » et son « boire social ». De plus, nous allons utiliser le test du Chi² pour mesurer l'indépendance qu'il existe entre les 2 variables aléatoires : consommation d'alcool et sommeil. Nous manierons alors les scores totaux des 2 questionnaires (AUDIT et PSQI).

5. Résultats

5.1. Résultats des entretiens directifs

Tableau synoptique des caractéristiques sociodémographiques des enquêtés.

Entretien	Nomination de la personne	Genre	Age	Classe préparatoire	Formation	Appartenance à un groupe (bérets noirs/diadèmes)
1	N	F	21	X	2ᵉᵐᵉ année IA*	
2	C	F	20	X	1ᵉʳᵉ année IA	
3	M	H	21	X	2ᵉᵐᵉ année IA	X
4	A	F	20	X	1ᵉʳᵉ année IA	X
5	J	F	20	X	1ᵉʳᵉ année IA	

*IA : Ingénieur Agronome.

5.1.1. Entretien directif de N...

Melle N est investit dans la vie de l'Ecole malgré le nombre d'heures scolaires. Que ce soit au niveau des activités associatives (organisation du weekend ski, responsable du hand féminin, pratique du hand à l'école) ou que ce soit au niveau de l'Ecole (membre de la Commission de l'Enseignement et de la Vie Etudiante). Elle apprécie d'être à Montpellier SupAgro car l'école est dynamique, il y a toujours quelque chose à faire. Elle porte une grande importance au fait que les élèves soient toujours entre eux, qu'ils vivent ensembles.

Du point de vue de la consommation d'alcool, les garçons boivent plus et certains en abusent. La consommation n'est pas dangereuse car il n'y a jamais eu de débordements. La consommation se fait principalement à base de bière aux soirées mais il y a la présence d'alcools forts. Elle consomme de la bière et de l'alcool fort (vodka) en soirée. Boire devient synonyme de sortie et soirée, elle boit obligatoirement en soirée mais aussi à d'autres moments de la semaine (le soir après les cours ou le sport). Sa consommation lui permet également de ne pas s'ennuyer en soirée. On retrouve dans son discours un plaisir dans le fait de boire mais aussi l'aspect festif que cela apporte. Elle reconnait un effet groupe dans sa consommation car elle ne boit pas toute seule. Elle s'identifie

18

au groupe des leaders de part sa forte consommation et de part la régularité de sa consommation. L'alcool lui permet aussi de se détendre, de relâcher la pression. Elle s'endort plus facilement lorsqu'elle est saoule. (Entretien complet Annexe 4)

5.1.2. Entretien directif de C...

Melle C est investit dans la vie de l'Ecole, elle pratique des activités sportives comme le handball et les pom-pom girls. Elle s'investit également dans la comédie musicale, la JEMA (Junior Etude Montpellier Agro). Elle est déléguée au Conseil d'Administration et à la Commission Cité. Elle apprécie aussi d'être à Montpellier SupAgro car elle a l'impression d'être en vacances.la multiplicité des infrastructures et l'implication des professeurs permettent de répondre à ces attentes. Elle déprécie le fait que les élèves soient tout le temps ensemble.

Du point de vue de la consommation d'alcool, il y a, pour elle, une forte consommation à l'école mais elle n'observe pas de comportements excessifs. La consommation est différente à Montpellier que celle de son vécu à Paris où on buvait de l'alcool fort, ici il n'y a que de la bière. Elle ne boit que de l'alcool fort (vodka) en soirée, une demi-bouteille environ. Sa consommation est irrégulière, elle n'avait pas bu depuis 1 mois et demi. On retrouve cet aspect festif, pour être dans l'ambiance ; la soirée lui parait bizarre si elle ne boit pas. Elle reconnait un effet groupe car si les gens avec qui elle est, boivent, elle boira aussi. Elle s'identifie au groupe des suiveurs car elle ne boit pas régulièrement. L'alcool lui permet aussi de se détendre et d'oublier. Sa consommation est occasionnelle et sans excès. (Entretien complet Annexe 5)

5.1.3. Entretien directif de M...

Mr M fait du hand, il coache également les garçons et les filles dans cette discipline. Il est également responsable du club cochonnailles et dégustation vin. Il apprécie d'être à Montpellier SupAgro car il peut faire sa vie ici, il se sent libre. L'administration leur permet de faire beaucoup de choses. Il aime vivre avec les autres élèves, il porte une grande importance car ils s'éclatent ensemble et cela va durer au moins 3 ans. Il parle de communauté.

Du point de vue de la consommation d'alcool général, à Montpellier SupAgro on ne consomme pas plus qu'ailleurs. La consommation n'est pas trop forte à part pour certains individus qui consomment beaucoup. La consommation se fait principalement à base de bière aux soirées, l'alcool fort est réservé à d'autres moments pour lui. Il consomme beaucoup mais de la bière principalement, il dénombre sa consommation à une quinzaine de canettes. Il trouve sa consommation exagéré car il dit être ivre à chaque soirée. Il boit seul des fois mais cela ne le préoccupe pas davantage. Il dit « on a qu'une seule vie, autant en profiter ». Boire est un plaisir mais aussi une action de normalité, il boit pour boire. Il relate de l'influence du groupe pour boire, cela l'entraine à consommer. Il fait partie des bérets noirs, il définit ce groupe dans le sens où ils boivent car ils apprécient, dégustent l'alcool notamment le vin. Cela fait corps avec leur formation même si cette consommation est abusive de temps à autre. L'alcool a un impact sur sa vie quotidienne, il n'a pas le même rythme que les autres car il se couche notamment plus tard, il est fatigué. Il se retrouve principalement qu'avec le même groupe d'amis. (Entretien complet Annexe 6)

5.1.4. Entretien directif de A...

Melle A est responsable au Cercle (Bureau des Elèves), responsable également du club dégustation bière. Tous les mois, elle désigne les bières qui seront offertes à la dégustation aux élèves membres du club. Elle pratique également du rugby. Au sujet de Montpellier SupAgro, elle fait ressortir la possibilité de faire beaucoup d'activités, de la disponibilité des nombreuses infrastructures et met en avant le soleil, les palmiers et la plage.

Du point de vue de la consommation d'alcool, il en ressort que les élèves boivent beaucoup et notamment cela est en partie à nombre fréquent de soirée. Elle met en avant que beaucoup de personnes ne boivent et ne viennent pas aux soirées, et que l'on retrouve les mêmes en soirée. La consommation se fait principalement à base de bière aux soirées mais il y a la présence d'alcools forts. Elle évoque une consommation générale d'une bouteille par personne en soirée. Elle consomme de la bière et de l'alcool fort (vodka) en soirée, sa consommation est forte (1 bouteille d'alcool fort environ ou une dizaine de bières) et régulière. Elle boit à d'autres occasions dans la semaine. Boire de l'alcool semble normale car elle parle de sa consommation d'alcool, comme une consommation d'étudiant. Elle parle de profiter de sa vie estudiantine. Elle est souvent ivre aux soirées mais préfère utiliser le terme « alcoolisé », terme qui semble moins « négatif ». Un effet groupe se dégage de sa consommation d'alcool. Elle s'identifie au groupe des leaders de part sa forte consommation et de part la régularité de sa présence aux soirées. Elle boit autant d'alcool depuis qu'elle est à Montpellier SupAgro. Sa consommation lui permet de faire partie d'un des groupes de l'Ecole, les diadèmes. (Entretien complet Annexe 7)

5.1.5. Entretien directif de J...

Melle J est investit dans la vie de l'Ecole par sa pratique du rugby et son travail au sein de Agr'Handi (association de l'école qui vise à sensibiliser sur le handicap).Elle habite également, comme les 4 autres élèves à l'une des cités de l'école. Elle apprécie la dynamique de Montpellier SupAgro également mais regrette les cours qui lui paraisse ennuyant, surtout les cours magistraux.

Du point de vue de la consommation d'alcool, tous les élèves de l'école boivent et cela serait dû de la fréquence des rassemblements de club et des soirées. La consommation semble exagérée pour certains élèves. Elle sait qu'à la soirée seule la bière est vendue et autorisée mais elle a déjà vu d'autres alcools. Pour sa part sa consommation se limite à une ou deux bières mais ne fait pas beaucoup de soirées donc sa consommation est de l'occasionnel. Elle arrive à boire lors d'évènements extérieurs à l'école (bars dans la ville de Montpellier). Elle n'a jamais été débordée par l'alcool, n'a jamais été ivre et pris de risque à la suite d'une occasion arrosée. Elle reconnait un effet groupe dans sa consommation car elle ne boit pas toute seule. Elle s'identifie au groupe des distancés car elle ne fait que très peu de soirées et sa consommation est très faible. L'alcool est bu par plaisir et pour être dans l'ambiance. Elle ne connait pas les groupes bérets noirs ou diadèmes. Elle a regretté une seule fois d'avoir bu (jour de ses 18 ans). (Entretien complet Annexe 8)

5.2. Résultats du Questionnaire AUDIT (Alcohol Use DIsorders Test)

Tableau de résultat global du questionnaire AUDIT

	N	C	M	A	J
Score global	9	5	12	10	2

Un score supérieur ou égal à 8 chez l'homme et à 7 chez la femme est évocateur d'un mésuage actuel d'alcool.

Un score supérieur à 12 chez l'homme et supérieur à 11 chez la femme serait en faveur d'une dépendance à l'alcool.

Tableau détaillé du score global du questionnaire AUDIT

Questions	Q1	Q2	Q3	Q4	Q5	Q6	Q7	Q8	Q9	Q10	Score total
N	2	2	3	0	1	0	1	0	0	0	9
C	2	1	1	0	0	0	1	0	0	0	5
M	3	3	3	0	2	0	0	1	0	0	12
A	3	3	3	0	1	0	0	0	0	0	10
J	1	1	0	0	0	0	0	0	0	0	2

Q1 : Fréquence de consommation d'alcool.

Q2 : Nombre de verres consommés à chaque occasion.

Q3 : Fréquence de consommation d'alcool supérieur à 6verres.

Q4 : Incapacité à s'arrêter de boire quand on a consommé (nombre de fois sur l'année écoulée).

Q5 : Empêchement de faire quelque chose normalement attendu (nombre de fois sur l'année écoulée).

Q6 : Besoin de prendre un verre pour pouvoir redémarrer après avoir bu la veille (nombre de fois sur l'année écoulée).

Q7 : Sentiment de culpabilité ou de remords après avoir bu (nombre de fois sur l'année écoulée).

Q8 : Incapacité de se rappeler ce qui s'est passé dans la soirée (nombre de fois sur l'année écoulée).

Q9 : Avez –cous été blessé ou avez-vous blessé car vous aviez bu ?

Q10 : Quelqu'un de votre entourage s'est inquiété de votre consommation ou vous à suggérer de réduire.

Les différents questionnaires se situent en annexe.

5.3. Résultats du Questionnaire PSQI (Index de Qualité du Sommeil de Pittsburg)

Tableau de résultat global du questionnaire PSQI

	N	C	M	A	J
Score global /21	5	5	10	7	2

Tableau détaillé par composante du questionnaire PSQI

Composante	N (5pts)	C (5pts)	M (10pts)	A (7pts)	J (2pts)
1 : Qualité subjective du sommeil	1	1	2	1	1
2 : Latence du sommeil	0	1	2	2	0
3 : Durée du sommeil	1	0	2	1	0
4 : Efficacité habituelle du sommeil	0	0	1	0	0
5 : Troubles du sommeil	1	1	1	1	1
6 : Utilisation d'un médicament du sommeil	0	0	0	0	0
7 : Mauvaise forme durant la journée	2	2	2	2	0

(entre parenthèses) : le score total au questionnaire AUDIT.

Les différents questionnaires se situent en annexe.

Les questions du PQSI :

Q1 : Heure habituelle du coucher sur le dernier mois.

Q2 : Nombre de minutes pour l'endormissement sur le dernier mois.

Q3 : Heure habituelle du lever sur le dernier mois.

Q4 : Nombre d'heures effectives de sommeil sur le dernier mois.

Q5 : Fréquence des troubles du sommeil sur le dernier mois : Endormissement après 30min/ Réveil précoce durant la nuit/ Lever pour aller aux toilettes/ Difficultés de respiration/ Toux/ trop froid et trop chaud durant la nuit/ Mauvais rêves/ Douleurs/ Autres raisons.

Q6 : Evaluation de sa qualité du sommeil sur le dernier mois.

Q7 : Prise de médicament pour faciliter le sommeil sur le dernier mois.

Q8 : Difficultés à demeurer éveillé pendant vos activités sur le dernier mois.

Q9 : Problème d'enthousiasme pour faire ce que vous aviez à faire sur le dernier mois.

Q10 : Avez-vous un conjoint.

Q11 : Demandez lui, combien de fois vous : Ronflez fort/ Apnées du sommeil/ Jambes sans repos/ épisodes de désorientation ou de confusion durant le sommeil/ Autres motifs d'agitation.

Tableau détaillé par questions du questionnaire PSQI

Question	N (5pts)	C (5pts)	M (10pts)	A (7pts)	J (2pts)
1	01h	00h	02h	01h	23h
2	10min	10min	20-30min	20min	10min
3	07h30	07h30	08h	07h45	07h30
4	07h	07h30	05h	06h	08h
5	Lever pour toilettes et mauvais : moins d'une fois par semaine. Trop froid et trop chaud : 1 à 2 fois par semaine	N'a pas pu s'endormir en moins de 30 min, a dû se lever pour aller aux toilettes, trop froid et trop chaud : moins d'une fois par semaine	Réveillé dans la nuit, trop froid, trop chaud : moins d'une fois par semaine. N'a pas pu s'endormir en moins de 30min, a du se lever pour aller aux toilettes: 1 à 2 fois par semaine	Réveillé dans la nuit, trop froid, trop chaud, mauvais rêves : moins d'une fois par semaine. N'a pas pu s'endormir en moins de 30min, a du se lever pour aller aux toilettes: 1 à 2 fois par semaine	Lever pour toilettes, trop froid : moins d'une fois par semaine.
6	Assez bonne	Assez bonne	Assez mauvaise	Assez bonne	Assez bonne
7	Pas au cours du dernier mois	Pas au cours du dernier mois	Pas au cours du dernier mois	Pas au cours du dernier mois	Pas au cours du dernier mois
8	1 ou 2 fois par semaine	3 ou 4 fois par semaine	1 ou 2 fois par semaine	1 ou 2 fois par semaine	Pas au cours du dernier mois
9	Seulement un tout petit problème	Pas du tout un problème	Seulement un tout petit problème	Seulement un tout petit problème	Pas du tout un problème
10	Pas de conjoint	Pas de conjoint	Pas de conjoint	Pas de conjoint	Pas de conjoint
11	X	X	X	X	X

5.4. Dépendance de la consommation d'alcool et du sommeil

Le lien entre la consommation d'alcool et le sommeil de l'élève se mesure par la dépendance entre les scores globaux des 2 tests (AUDIT et PQSI).

Tableau de résultat du lien entre score PQSI et score AUDIT

Score total PQSI / Score total AUDIT	Moins de 3	De 3 à 6	De 6 à 9	Plus de 9	TOTAL
Moins de 3	1	0	0	0	1
De 3 à 7	0	1	0	0	1
De 7 à 10	0	1	0	0	1
De 10 à 12	0	0	1	0	1
Plus de 12	0	0	0	1	1
TOTAL	1	2	1	1	5

Chi² = 15,00 ; ddl = 12,1 ; p = 86,65%. La dépendance n'est pas significative. Les règles du Chi² ne sont pas réellement applicables car l'effectif est inférieur à 5.

6. Discussion

6.1. Discussion des résultats obtenus

L'analyse des entretiens nous permet d'observer le « boire social », d'apprécier au mieux la consommation d'alcool mais aussi la socialisation des élèves de Grande Ecole ainsi que l'appartenance à des groupes sociaux. Il en ressort que les élèves aiment vivre ensemble et apprécient cette proximité. Ils se plaisent dans leur école. Ils s'investissent, pour tous les interrogés, dans les activités proposées par l'école. On retrouve cet esprit de corps des Grandes Ecoles expliqué par Bourdieu. Pour les élèves, la consommation d'alcool semble importante à Montpellier SupAgro, on nous confie que la fréquence des soirées et la diversité des occasions de boire (clubs dégustation et cochonnailles, rassemblement après le sport ou après les cours,...). La consommation est éparse entre les différents individus. Du consommateur régulier, supérieur à 1 fois par semaine, à la consommation occasionnelle, du buveur de bière à celui d'alcool fort en soirée même si seule la bière est vendue aux soirées de l'Agro. Différents profils qui nous permettent de les « classer » selon les explications de Masse : les leaders, les suiveurs et les distancés. Ces trois profils apparaissent, mais pour tous, la consommation d'alcool se fait dans une visée de plaisir et d'être dans l'ambiance pour la plupart. Les 2 élèves, qui ont une consommation supérieure aux autres, raisonnent par le fait qu'ils profitent de leur vie d'étudiant d'où cette forte consommation. On ressent notamment l'importance du groupe dans la consommation d'alcool. 1 seule personne boit seule. Cette importance du groupe dans la consommation s'explique par le fait que les autres boivent et donc je fais la même chose, mais aussi car on désire se retrouver avec le groupe (on retrouve cette logique d'intégration et de mimétisme de Dubet). La consommation d'alcool est un moyen de se détendre après les cours, d'oublier pour certains, une certaine logique stratégique qu'a évoqué Dubet également. Diverses consommations qui nous permettent d'identifier des groupes spéciaux comme les bérets noirs et les diadèmes et de mieux comprendre ce « boire social » qui se créent dans ces Grandes Ecoles. Des consommations d'alcool à risques mais qui ne semblent pas l'être pour les élèves car ils recommencent.

Cette diversité de consommation ressort dans le questionnaire AUDIT. On observe une personne qui consomme très rarement, et d'autres personnes qui sont de part leurs résultats dans une mauvaise conduite alcoolique, un mésusage de cette substance. On note également une consommation proche de la dépendance au produit. Sur la majorité de l'échantillon, l'alcool n'a que très peu d'impact sur leur santé et sur leur vie quotidienne. On relate d'une forte consommation d'alcool en soirée et d'une fréquence hebdomadaire de l'utilisation de la substance psycho-active.

Le questionnaire PQSI nous permet d'affiner notre connaissance sur le sommeil des élèves. La variété de ces questions nous permet d'observer différentes composantes du sommeil. Il nous rend compte que les élèves se couchent tard, vers les 00h 01h, pour se lever vers les 7h30 pour aller en cours. Un sommeil de faible durée pour un public où l'on prescrit de plus longues nuits pour la construction et la restructuration de leur organisme. De nombreux troubles du sommeil apparaissent sur les questionnaires, on peut évoquer une mauvaise qualité du sommeil. On note également des répercussions de ce manque de sommeil sur leur journée et leurs activités quotidiennes. Pour finir, on se rend compte qu'ils ont une mauvaise appréciation du sommeil et de ce qui leur convient car pour la plupart, la qualité du sommeil leur semble assez bonne.

Dans l'analyse statistique (Chi²) qui nous permet de vérifier si la consommation d'alcool avait un impact sur le sommeil de l'élève, les résultats ne nous montrent aucune validation de l'hypothèse de part la faiblesse de l'échantillon. La participation de 5 personnes ne suffit pas de démontrer l'influence de l'alcool sur le sommeil, la relation n'est pas significative. Aucune dépendance n'existe entre les variables.

Néanmoins en observant de plus près les composantes du questionnaire PQSI sur le sommeil, elles divergent en fonction de la consommation d'alcool. Un manque de sommeil et des troubles plus nombreux apparaissent pour ceux dont la consommation est plus forte et plus fréquente mais la bonification du test ne permet pas de le voir apparaitre. Cette observation plus approfondie des résultats aux questionnaires montrent également, que les personnes ayant une forte consommation et qui se définissent appartenant au groupe social des « leaders », des troubles du sommeil plus nombreux et un manque de sommeil plus conséquent que chez les dits « distancés ».

Malgré la non-validation des 2 hypothèses par l'analyse statistique à cause du faible échantillon, on se rend compte d'une influence de la consommation d'alcool sur le sommeil. Cette influence semble différente en fonction du groupe social, défini par la consommation d'alcool, auquel appartient l'élève.

6.2. Discussion sur les outils d'analyse utilisés

L'entretien directif a son importance dans ce genre d'étude où l'on nous demande de comprendre un phénomène sociologique : le boire social ; notamment lorsque l'on veut comprendre les rites et valeurs d'un groupe, d'une communauté que l'on peut retrouver dans ces Grandes Ecoles. Par le choix des questions dirigées, l'entretien permet d'orienter et de définir notre démarche plus facilement car on a pu s'appuyer sur l'observation participante et des discussions officieuses faites sur ces thèmes au préalable. La construction du questionnement a pu découler plus facilement. Cet outil fut ainsi choisi même si l'on perd de la richesse d'informations que l'on aurait pu retrouver dans un entretien semi-directif mais l'analyse aurait été plus longue et n'aurait pas pu être réalisable vu le temps imparti. Il ne faut pas dénigrer l'importance d'avoir des réponses précises qui nous permettent aussi de comparer ces résultats à ceux des deux questionnaires.

Le questionnaire « Alcohol Use DIsorders Test » est l'outil le plus utilisé dans les services médicaux pour connaitre et comprendre la consommation d'alcool d'une personne. Il traite la consommation d'alcool dans son ensemble en prenant en compte le retour des gens qui entourent la personne qui répond mais de faire réfléchir la personne sur l'impact de sa consommation. Il est facile de compréhension pour le questionné et facile d'analyse pour l'étude. Il permet néanmoins de connaitre la consommation d'alcool que sur l'année écoulée. Pour les élèves étant en 1ère année, on ne peut pas apprécier plus précisément leur consommation en classe préparatoire. De même pour les 2èmes années, on ne peut pas observer l'évolution sur les 2 années passées à Montpellier SupAgro, d'où l'importance de l'entretien pour approfondir le sujet.

Le questionnaire « Index de Qualité du Sommeil de Pittsburg » est l'outil choisi parmi une multitude de tests sur le sommeil. Il nous semblait le plus accessible et le plus détaillé à l'analyse. De part son découpage en différentes composantes, cet outil analyse le sommeil dans son ensemble sans être trop long dans la passation. Le score obtenu ne permet pas vraiment d'apprécier la mauvaise qualité du sommeil. Les troubles du sommeil et la mauvaise forme durant la journée relatés dans les questionnaires Santé passés à Montpellier SupAgro, sont des marqueurs d'un sommeil de mauvaise qualité. La bonification aux questions s'y rapportant ne met pas en valeurs ces composantes sur le score global.

La difficulté dans cette étude est de montrer que la consommation d'alcool impacte sur le sommeil, et part cela il nous faudrait utiliser une autre méthode pour observer le sommeil en fonction des moments de consommation d'alcool ou non.

7. Conclusion

Notre étude a été élaborée sur le concept de la socialisation de la consommation d'alcool ou « boire social » et de son impact sur le sommeil de l'élève de Grande Ecole. Ce travail méthodologique nous a permis de tester des outils sur deux problèmes de santé chez les étudiants : le sommeil et l'alcool.

La revue de littérature montre les manières de boire dans ses Grandes Ecoles, où l'alcool a un rôle central dans les rites et valeurs. La consommation est définie par une socialisation spécifique à ces institutions que Bourdieu nomme l'esprit de corps. Cela rend compte des problèmes qui sont liés à l'alcool et que l'on peut lire dans les différents faits divers médiatiques. Le sommeil est un sujet peu médiatisé car les conséquences sont moins graves. Son impact sur la vie quotidienne et les études de l'étudiant n'en sont pas moindres, comme aime à le rappeler l'Institut National du Sommeil et de la Vigilance. Pourtant ce problème de santé préoccupe les étudiants et c'est par cette étude que l'on veut montrer l'importance du mode vie étudiant sur la santé, notamment sur le sommeil. Malgré la faiblesse de l'échantillon, on observe des signes de l'impact de la consommation d'alcool et de sa socialisation sur la qualité du sommeil. On observe des effets sur les troubles du sommeil et le manque de sommeil.

Il faut dans l'avenir utiliser une nouvelle méthode d'observation du sommeil de l'élève afin de déterminer l'impact, à des moments précis, de la consommation d'alcool. Utiliser l'agenda du sommeil, qui peut être rempli par l'élève lui-même, peut être une méthode. Mais la question qui se pose : Est-ce que cette méthode ne va pas influencer l'élève à faire plus attention à son sommeil ? Surement et cela peut impacter les résultats mais dans un travail de prévention sur ce problème, cette attention de l'élève peut déjà être un début dans l'amélioration de son sommeil.

L'information et les connaissances sur le sommeil sont une des priorités des spécialistes du sommeil. Ce travail se doit d'être poursuivi dans le cadre de prévention et de promotion de la santé des élèves par un acteur de santé comme le cadre en Master PESAP.

8. Bibliographie

Aubin, H.J. et al., (1993). Alcool, sommeil et rythmes biologiques. *Neurophysiologie Clinique*, 23, 61-70.

Avenir Santé (2011). *Alcoolator...et à travers ? l'observatoire des stratégies d'alcool incitant les jeunes à consommer plus.*

Attias-Donfut, C. (1988). *Sociologie des générations : l'empreinte du temps.* Paris : PUF.

Beck, F. et *al.* (2005). Les usages des produits psycho-actifs des étudiants. *Psychotropes*, 11, 31-51.

Billiard, M. (1994). *Le sommeil normal et pathologique.* Editions Masson.

Bonnet-Carbonnel, J. et Fournier, L.S. (2007). *Peurs et risques au cœur de la fête.* L'Harmattan.

Bonte, P. et Izard M. (1991). *Dictionnaire de l'ethnologie et de l'antrhopologie.* Paris : PUF.

Bourdieu, P. (1989). *La Noblesse d'état : Grandes Ecoles et esprit de corps.* Editions de Minuit.

Bréchon, P. (2011). *Enquêtes qualitatives, enquêtes quantitatives.* PUG.

Brion, A. (2011). Les conséquences du manque de sommeil à l'adolescence. *Médecine du Sommeil*, 8, 145-151.

Bruno, A. (2009). *Pierre Bourdieu et Jean-Claude Passeron : les Héritiers, les étudiants et la culture : un renouveau de la sociologie de l'éducation.* Editions Ellipses.

CRIPS Ile de France (2011). *Nos Limites ?! .*

Daeppen, J.B. (2003). *Vade mecum d'alcoologie.* Editions Médecine et Hygiène.

Dervaux, A. et al., (2004). Substances addictives, troubles du sommeil et somnolence. *Médecine du sommeil*, 1, 23-27.

Dubet, F. (1995). Sociologie de l'expérience. *Politix*, vol 8, 32, 172-176.

Dubet, F. (1996). Théories de la socialisation et définitions sociologiques de l'école. *Revue française de sociologie,* 37, 511-535.

Durkeim, E. (1893). *La division du travail social.* Paris : PUF.

Gaillard, J.M. (1990). *Le sommeil : ses mécanismes et ses troubles.* Doin Editeurs Paris.

Guénolé, F. et *al.* (2011). Sommeil et substances à l'adolescence : les effets de la caféine, de l'alcool, du tabac et du cannabis. *Médecine du sommeil*, 8, 152-158.

Guillemont, J. et *al.,* (2008). La consommation d'alcool des jeunes : ce que nous apprennent les enquêtes. *La santé de l'homme*, 398, 10-12.

Hirschi, T. (1969). *Causes of delinquency.* University of California Press.

Hoffmann, G. et Wuilmart, B. (1996). *Docteur, dites moi… le sommeil.* Editions Daniel Castelain Université.

INPES (2008). *Bien dormir, mieux vivre : le sommeil c'est la santé ! Conseils aux adultes.*

INSERM (2003). *Alcool : Dommages sociaux, abus et dépendance. Expertise collective.*

Johnson, E.O. et *al.,* (2000). Sleep problems and substance use in adolescence. *Drug and Alcohol Dependance*, 64, 1-7.

Laure, P. et al., (2001). Les motivations à la consommation de produits dangereux sont-elles liées au nombre de substances utilisées. *Archives de Pédiatrie*, 8, 16-24.

Masse, B. (2002). Rites scolaires et rites festifs : les « manières de boire » dans les grandes écoles. *Sociétés Contemporaines*, 47, 101-129.

Michel, G. (2001). Facteurs de risques des conduites de consommation de substances psycho-actives à l'adolescence. *Annales Médico-Psychologiques*, 159, 622-631.

Nahoun-Grappe, V. (2010). *Vertige de l'ivresse, alcool et lien social*. Descartes et Cie.

Queloz, N. (1989). Lien social et conformation des individus. Deviance et société, vol 13, 3, 199-208.

Rupp, T.L. (2010). Socializing, personality and the effects of sleep deprivation. Socializing by day may affect performance by night: vulnerability to sleep deprivation is differentially mediated by social exposure in extraverts vs introverts. *Sleep Journal*, 33, 973-981.

Senninger, F. (2011). *Abord clinique des troubles du sommeil*. Springer-Verlag Paris.

Sorokin, P.A. (1962). *Society, culture and personality: their structure and dynamic*. New York : Cooper square publishers.

Vecchierini, M.F. (1997). *Le guide du sommeil*. John Libbey Eurotext.

Winnicott, D.W. (1964). *Deprivation and delinquency*. Tavistock New York.

9. Annexes

<u>Annexe 1 : Entretien Directif</u>

➢ Sexe :

➢ Age :

➢ Quel est votre niveau d'étude ?

➢ Combien d'heures de cours avez-vous par semaine ?

➢ Pratiquez-vous une activité extrascolaire, si oui laquelle ?

➢ Où résidez-vous pendant votre cursus ?

➢ Que pensez-vous de Montpellier SupAgro ?

➢ Que pensez-vous de la consommation d'alcool des élèves de SupAgro ?

➢ Dans les soirées SupAgro (K'Fête ou LaValette), quelle est la consommation d'alcool (général, nombre de verres, type d'alcool) ?

➢ Dans les soirées SupAgro (en discothèque), quelle est la consommation d'alcool (général, nombre de verres, type d'alcool) ?

➢ Dans toutes ces soirées de SupAgro, quelle est votre consommation d'alcool ?

➢ Comment considérez-vous votre consommation d'alcool ?

➢ Vous arrive t-il de vous défoncer pendant vos soirées ? Avez-vous déjà été ivre pendant le mois passé ?

➢ Votre consommation d'alcool se fait-elle seule ou en groupe ?

➢ Vous arrive t-il de vous fixer des limites dans votre consommation d'alcool ?

➢ Est-ce que l'influence de vos potes ou l'effet de groupe peuvent avoir une influence dans votre manière de boire ?

➢ Dans quel but s'effectue votre consommation d'alcool ?

➢ Masse définit des groupes sociaux en fonction de leur consommation d'alcool dans les Grandes Ecoles : les leaders, les suiveurs et les distancés (explication des consommations). Vous identifiez-vous à l'un de ces groupes ?

➢ Connaissez-vous les groupes (bérets noirs ou diadèmes) ? Qu'en pensez-vous ?

➤ A part, les soirées organisées par l'alcool, trouvez-vous d'autres occasions de boire de l'alcool ? lesquelles ?

➤ Est-ce que c'est régulier ou occasionnel ?

➤ Depuis quand avez-vous commencé à consommer de telles quantités d'alcool ?

➤ Vous arrive t-il de faire de la compétition ou des paris autour de l'alcool ?

➤ Avez-vous déjà pris des risques ou eu des ennuis à cause de votre consommation d'alcool ?

➤ Comment se passe le retour de vos soirées arrosées ?

➤ Cette consommation d'alcool a-t-elle un impact sur votre vie quotidienne ?

➤ Regrettez-vous d'avoir bu de l'alcool ?

➤ Quelle évolution voyez –vous pour votre consommation d'alcool ?

Questionnaire AUDIT

Ce questionnaire interroge sur la consommation d'alcool de **l'année écoulée**. La consommation d'alcool doit être estimée en nombre de verres alcoolisés, selon la définition suivante :

Un verre alcoolisé :

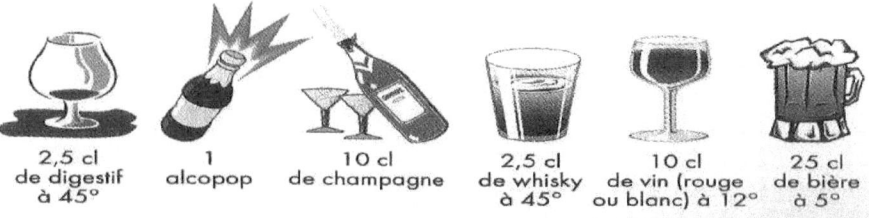

2,5 cl de digestif à 45° — 1 alcopop — 10 cl de champagne — 2,5 cl de whisky à 45° — 10 cl de vin (rouge ou blanc) à 12° — 25 cl de bière à 5°

Entourez la réponse qui vous concerne :

Questions	Score

1. Quelle est la fréquence de votre consommation d'alcool ?

Jamais	0
Une fois par mois ou moins	1
2 à 4 fois par mois	2
2 à 3 fois par semaine	3
Au moins 4 fois par semaine	4

2. Combien de verres contenant de l'alcool consommez-vous un jour typique où vous buvez ?

3 ou 4	1
5 ou 6	2
7 ou 8	3
10 ou plus	4

3. Avec quelle fréquence buvez-vous six verres ou davantage lors d'une occasion particulière ?

Jamais	0
Moins d'une fois par mois	1
Une fois par mois	2
Une fois par semaine	3
Tous les jours ou presque	4

4. Au cours de l'année écoulée, combien de fois avez-vous constaté que vous n'étiez plus capable de vous arrêter de boire une fois que vous aviez commencé ?

Jamais   0
Moins d'une fois par mois   1
Une fois par mois   2
Une fois par semaine   3
Tous les jours ou presque   4

5. Au cours de l'année écoulée, combien de fois votre consommation d'alcool vous a-t-elle empêché de faire ce qui était normalement attendu de vous ?

Jamais   0
Moins d'une fois par mois   1
Une fois par mois   2
Une fois par semaine   3
Tous les jours ou presque   4

6. Au cours de l'année écoulée, combien de fois avez-vous eu besoin d'un premier verre pour pouvoir démarrer après avoir beaucoup bu la veille ?

Jamais   0
Moins d'une fois par mois   1
Une fois par mois   2
Une fois par semaine   3
Tous les jours ou presque   4

7. Au cours de l'année écoulée, combien de fois avez-vous eu un sentiment de culpabilité ou des remords après avoir bu ?

Jamais   0
Moins d'une fois par mois   1
Une fois par mois   2
Une fois par semaine   3
Tous les jours ou presque   4

8. Au cours de l'année écoulée, combien de fois avez-vous été incapable de vous rappeler ce qui s'était passé la soirée précédente parce que vous aviez bu ?

Jamais   0
Moins d'une fois par mois   1
Une fois par mois   2
Une fois par semaine   3
Tous les jours ou presque   4

9. Avez-vous été blessé ou quelqu'un d'autre a-t-il été blessé parce que vous aviez bu ?

Non	0
Oui, mais pas au cours de l'année écoulée	2
Oui, au cours de l'année	4

10. Un parent, un ami, un médecin ou un autre soignant s'est-il inquiété de votre consommation d'alcool ou a-t-il suggéré que vous la réduisiez ?

Non	0
Oui, mais pas au cours de l'année écoulée	2
Oui, au cours de l'année	4

Résultat
Un score supérieur ou égal à 8 chez l'homme et à 7 chez la femme est évocateur d'un mésusage actuel d'alcool

Un score supérieur à 12 chez l'homme et supérieur à 11 chez la femme serait en faveur d'une dépendance à l'alcool

Société française d'alcoologie, 2001

Index de Qualité du Sommeil de Pittsburgh (PSQI)

NOM : .... PRÉNOM : ....

Date de naissance : ..../........../............   Date de ce jour : ..../........../............

Les questions suivantes ont trait à vos habitudes de sommeil pendant le dernier mois seulement. Vos réponses doivent indiquer ce qui correspond aux expériences que vous avez eues pendant la majorité des jours et des nuits au cours du dernier mois. Répondez à toutes les questions.

1/ Au cours du mois dernier, quand êtes-vous habituellement allé vous coucher le soir ?

➥ Heure habituelle du coucher : ....

2/ Au cours du mois dernier, combien vous a-t-il habituellement fallu de temps (en minutes) pour vous endormir chaque soir ?

➥ Nombre de minutes : ....

3/ Au cours du mois dernier, quand vous êtes-vous habituellement levé le matin ?

➥ Heure habituelle du lever : ....

4/ Au cours du mois dernier, combien d'heures de sommeil effectif avez-vous eu chaque nuit ? (Ce nombre peut être différent du nombre d'heures que vous avez passé au lit)

➥ Nombre d'heures de sommeil par nuit : ....

Pour chacune des questions suivantes, indiquez la meilleure réponse. Répondez à toutes les questions.

5/ Au cours du mois dernier, avec quelle fréquence avez-vous eu des troubles du sommeil car ...

	Pas au cours du dernier mois	Moins d'1 fois par semaine	1 ou 2 fois par semaine	3 ou 4 fois par semaine
a) vous n'avez pas pu vous endormir en moins de 30 mn				

b) vous vous êtes réveillé au milieu de la nuit ou précocement le matin				
c) vous avez dû vous lever pour aller aux toilettes				
d) vous n'avez pas pu respirer correctement				
e) vous avez toussé				
f) vous avez eu trop froid				
g) vous avez eu trop chaud				
h) vous avez eu de mauvais rêves				
i) vous avez eu des douleurs				
j) pour d'autre(s) raison(s). Donnez une description :				
Indiquez la fréquence des troubles du sommeil pour ces raisons	Pas au cours du dernier mois	Moins d'1 fois par semaine	1 ou 2 fois par semaine	3 ou 4 fois par semaine

6/ Au cours du mois dernier, comment évalueriez-vous globalement la qualité de votre sommeil ?

 ❏ Très bonne ❏ Assez bonne ❏ Assez mauvaise ❏ Très mauvaise

7/ Au cours du mois dernier, combien de fois avez-vous pris des médicaments (prescrits par votre médecin ou achetés sans ordonnance) pour faciliter votre sommeil ?

 ❏ Pas au cours du dernier mois ❏ Moins d'1 fois par semaine ❏ 1 ou 2 fois par semaine ❏ 3 ou 4 fois par semaine

8/ Au cours du mois dernier, combien de fois avez-vous eu des difficultés à demeurer éveillé(e) pendant que vous conduisiez, preniez vos repas, étiez occupé(e) dans une activité sociale ?

 ❏ Pas au cours du dernier mois ❏ Moins d'1 fois par semaine ❏ 1 ou 2 fois par semaine ❏ 3 ou 4 fois par semaine

9/ Au cours du mois dernier, à quel degré cela a-t-il représenté un problème pour vous d'avoir assez d'enthousiasme pour faire ce que vous aviez à faire ?

 ❏ Pas du tout un problème ❏ Seulement un tout petit problème ❏ Un certain problème ❏ Un très gros problème

10/ Avez-vous un conjoint ou un camarade de chambre ?

❒ Ni l'un, ni l'autre
❒ Oui, mais dans une chambre différente
❒ Oui, dans la même chambre mais pas dans le même lit
❒ Oui, dans le même lit

11/ Si vous avez un camarade de chambre ou un conjoint, demandez-lui combien de fois le mois dernier vous avez présenté :

	Pas au cours du dernier mois	Moins d'1 fois par semaine	1 ou 2 fois par semaine	3 ou 4 fois par semaine
a) un ronflement fort				
b) de longues pauses respiratoires pendant votre sommeil				
c) des saccades ou des secousses des jambes pendant que vous dormiez				
d) des épisodes de désorientation ou de confusion pendant le sommeil				
e) d'autres motifs d'agitation pendant le sommeil				

Score global au PSQI :

Calcul du score global au PSQI

Le **PSQI** comprend **19 questions d'auto-évaluation** et **5 questions posées au conjoint ou compagnon de chambre** (s'il en est un). Seules les questions d'auto-évaluation sont incluses dans le score. Les 19 questions d'auto-évaluation se combinent pour donner **7 "composantes" du score global**, chaque composante recevant un score de 0 à 3.

Dans tous les cas, un score de 0 indique qu'il n'y a aucune difficulté tandis qu'un score de 3 indique l'existence de difficultés sévères. Les 7 composantes du score s'additionnent pour donner un score global allant de **0 à 21 points**, **0** voulant dire qu'il n'y a **aucune difficulté**, et **21** indiquant au contraire des **difficultés majeures**.

Composante 1 : Qualité subjective du sommeil

➥ Examinez la **question 6**, et attribuez un score :

Très bonne = 0   Assez bonne = 1   Assez mauvaise = 2   Très mauvaise = 3

Score de la composante 1 = ...

Composante 2 : Latence du sommeil

➥ Examinez la **question 2**, et attribuez un score :

≤ 15 mn = 0   16-30 mn = 1   31-60 mn = 2   > 60 mn = 3

Score de la question 2 = ...

➥ Examinez la **question 5a**, et attribuez un score :

Pas au cours	Moins d'1 fois	1 ou 2 fois	3 ou 4 fois
du dernier mois = 0	par semaine = 1	par semaine = 2	par semaine = 3

Score de la question 5a = ...

➥ Additionnez les scores des questions 2 et 5a, et attribuez le score de la composante 2 :

Somme de 0 = 0   Somme de 1-2 = 1   Somme de 3-4 = 2   Somme de 5-6 = 3

Score de la composante 2 = ...

Composante 3 : Durée du sommeil

➥ Examinez la **question 4**, et attribuez un score :

> 7 h = 0   6-7 h = 1   5-6 h = 2   < 5 h = 3

Score de la composante 3 = ...

Composante 4 : Efficacité habituelle du sommeil

➥ Indiquez le nombre d'heures de sommeil (**question 4**) : .....

➥ Calculez le nombre d'heures passées au lit :

  Heure du lever (**question 3**) : .....

  Heure du coucher (**question 1**) : .....

  Nombre d'heures passées au lit : .....

➥ Calculez l'efficacité du sommeil : (Nb heures sommeil/Nb heures au lit) x 100 = Efficacité habituelle (en %) ⇨ (............/..........) x 100 = ... %

➥ Attribuez le score de la composante 4 :

  > 85% = 0   75-84% = 1   65-74% = 2   < 65% = 3

  Score de la composante 4 = ...

Composante 5 : Troubles du sommeil

➥ Examinez les **questions 5b à 5j**, et attribuez des scores à chaque question :

Pas au cours   Moins d'1 fois   1 ou 2 fois   3 ou 4 fois

du dernier mois = 0   par semaine = 1   par semaine = 2   par semaine = 3

Score de la question 5b = ...   5c = ...   5d = ...   5e = ...   5f = ...

                      5g = ...   5h = ...   5i = ...   5j = ...

➥ Additionnez les scores des questions 5b à 5j, et attribuez le score de la composante 5 :

Somme de 0 = 0   Somme de 1-9 = 1   Somme de 10-18 = 2   Somme de 19-27 = 3

  Score de la composante 5 = ...

Composante 6 : Utilisation d'un médicament du sommeil

➥ Examinez la **question 7**, et attribuez un score :

Pas au cours   Moins d'1 fois   1 ou 2 fois   3 ou 4 fois

du dernier mois = 0   par semaine = 1   par semaine = 2   par semaine = 3

  Score de la composante 6 = ...

Composante 7 : Mauvaise forme durant la journée

➡ Examinez la **question 8**, et attribuez un score :

Pas au cours du dernier mois = 0	Moins d'1 fois par semaine = 1	1 ou 2 fois par semaine = 2	3 ou 4 fois par semaine = 3

Score de la question 8 = ...

➡ Examinez la **question 9**, et attribuez un score :

Pas du tout un problème = 0	Seulement un tout petit problème = 1	Un certain problème = 2	Un très gros problème = 3

Score de la question 9 = ...

➡ Additionnez les scores des questions 8 et 9, et attribuez le score de la composante 7 :

Somme de 0 = 0   Somme de 1-2 = 1   Somme de 3-4 = 2   Somme de 5-6 = 3

Score de la composante 7 = ...

Score global au PSQI

➡ Additionnez les scores des 7 composantes : .....

Annexe 4 : Entretien directif de N…

- **Sexe :** Féminin
- **Age :** 21 ans
- **Quel est votre niveau d'étude ?**

  Je suis en 2ème année Ingénieur Agronome

- **Combien d'heures de cours avez-vous par semaine ?**

  Environ 8 par jour donc 32h par semaine en maximum, cela dépend des semaines et on n'a pas le jeudi après-midi qui est réservé au sport.

- **Pratiquez-vous une activité extrascolaire, si oui laquelle ?**

  Je pratique du handball à SupAgro et dans un club en dehors. Je suis aussi responsable du hand féminin au Bureau des Sports, j'organise aussi Orgaski (weekend ski de Décembre) et j'étais membre de la Commission de l'Enseignement et de la Vie Etudiante l'année dernière.

- **Où résidez-vous pendant votre cursus ?**

  Aux Hameaux (résidence étudiante située à côté de l'Ecole).

- **Que pensez-vous de Montpellier SupAgro ?**

  J'aime la vie ici, notamment car je n'ai rien vu d'autre du point de vue scolaire. On nous permet d'avoir beaucoup activités extrascolaires. Chaque semaine, il y a quelque chose à faire. La résidence est géniale, on vit tous ensemble. Cela pose des problèmes car on fait beaucoup de bruit. On reste souvent ensemble, très peu ont des activités externes. C'est dommage.

- **Que pensez-vous de la consommation d'alcool des élèves de SupAgro ?**

  Les mecs boivent plus que les filles. Certains abusent parfois mais il n'y a eu aucun coma éthylique à ma connaissance. Il y a très peu de débordements suite à l'alcool quand même.

- **Dans les soirées SupAgro (K'Fête ou LaValette), quelle est la consommation d'alcool (général, nombre de verres, type d'alcool) ?**

  On boit de la bière car c'est la seule autorisée. Enfin il nous arrive d'avoir des bouteilles d'alcools forts. Il ne faut pas l'ébruiter car on n'a pas le droit. La consommation varie en fonction de l'alcool : une dizaine de bières en canettes par personne à une bouteille d'alcool fort pour certains.

- **Dans les soirées SupAgro (en discothèque), quelle est la consommation d'alcool (général, nombre de verres, type d'alcool) ?**

  Que de l'alcool fort (whisky, vodka) mais moins de verres car cela devient vite cher en discothèque.

➤ **Dans toutes ces soirées de SupAgro, quelle est votre consommation d'alcool ?**

Si je sors, je bois. Dans les soirées si tu ne bois pas, tu te fais chier. Je bois environ 4-5 bières en soirée plus quelques verres auparavant de vin ou de vodka.

➤ **Comment considérez-vous votre consommation d'alcool ? Vous arrive t-il de vous défoncer pendant vos soirées ? Avez-vous déjà été ivre pendant le mois passé ?**

Je ne maitrise pas ma consommation d'alcool. Je regrette des fois d'avoir bu car mon corps réagit à retardement. Je ne ressens jamais les mauvais effets de l'alcool pendant la soirée mais que le lendemain. Je me dis que je ferai attention la prochaine fois. Mais non ! Je n'ai pas été ivre, car maintenant j'espace mes verres pour tenir plus longtemps et boire moins vite.

➤ **Votre consommation d'alcool se fait-elle seule ou en groupe ?**

Toujours en groupe. Des fois en rentrant à l'appart après les cours, on se prend une bière dans le frigo mais on se retrouve tous sur la terrasse pour la boire.

➤ **Vous arrive t-il de vous fixer des limites dans votre consommation d'alcool ?**

Oui. Chaque lendemain de soirée mais à la prochaine, je ne m'y tiens pas (rires).

➤ **Est-ce que l'influence de vos potes ou l'effet de groupe peuvent avoir une influence dans votre manière de boire ?**

Mes potes ne m'influencent pas à boire. Par contre, il est vrai que si quelqu'un va boire un verre sur un repas ou une bière, on va l'accompagner. Oui, je pense qu'il y a un effet groupe car personne ne boit seul.

➤ **Dans quel but s'effectue votre consommation d'alcool ?**

Je bois par plaisir et pour l'aspect festif : être dans l'ambiance quoi.

➤ **Masse définit des groupes sociaux en fonction de leur consommation d'alcool dans les Grandes Ecoles : les leaders, les suiveurs et les distancés (explication des consommations). Vous identifiez-vous à l'un de ces groupes ?**

Euh… En fonction de ces critères, je m'identifierai dans le groupe des leaders alors. Je suis toujours en soirée, je consomme à chaque soirée. C'est bizarre de s'identifiez à ce terme : « leadeuse » de part ma consommation d'alcool.

➤ **Connaissez-vous les groupes (bérets noirs ou diadèmes) ? Qu'en pensez-vous ?**

Oui je connais. Mon copain fait partie des bérets noirs. C'est dans l'ambiance de l'école. Des fois, ils abusent un peu, ils boivent beaucoup.

➢ **A part, les soirées organisées par l'alcool, trouvez-vous d'autres occasions de boire de l'alcool ? lesquelles ?**

Oui comme je te le disais tout à l'heure on se retrouve souvent pour boire une bière sur la terrasse. Surtout quand il fait beau, on se croirait en vacances. Il y a aussi les clubs dégustation bière et vin à l'Ecole ainsi que les repas cochonnailles.

➢ **Est-ce que c'est régulier ou occasionnel ?**

C'est régulier, il y a toujours une occasion de consommer de l'alcool par semaine.

➢ **Depuis quand avez-vous commencé à consommer de telles quantités d'alcool ?**

Depuis que je suis à Montpellier SupAgro. Avant en prépa, je ne buvais pas aussi régulièrement mais autant en soirée. Je ne sortais que le samedi soir donc on faisait de grosses soirées.

➢ **Vous arrive t-il de faire de la compétition ou des paris autour de l'alcool ?**

Non pas du tout.

➢ **Avez-vous déjà pris des risques ou eu des ennuis à cause de votre consommation d'alcool ?**

Oui. Je suis monté dans une voiture où le conducteur avait bu et j'ai conduis une fois en ayant bu.

➢ **Comment se passe le retour de vos soirées arrosées ?**

Ben en fonction de notre état, si on trouve une voiture, on rentre ; sinon à vélo.

➢ **Cette consommation d'alcool a-t-elle un impact sur votre vie quotidienne ?**

L'alcool me permet de me détendre de me relâcher. Je m'endors plu facilement si je suis très saoul.

➢ **Regrettez-vous d'avoir bu de l'alcool ?**

Oui des fois.

➢ **Quelle évolution voyez –vous pour votre consommation d'alcool ?**

On n'a qu'une vie, je continuerais à apprécier de boire. Mais si j'ai une vie de famille, je boirais moins je pense…

Annexe 5 : Entretien directif de C...

- **Sexe :** Féminin
- **Age :** 20 ans
- **Quel est votre niveau d'étude ?**

  Je suis en 1ère année Ingénieur Agronome
- **Combien d'heures de cours avez-vous par semaine ?**

  Une trentaine d'heures environ.
- **Pratiquez-vous une activité extrascolaire, si oui laquelle ?**

  Je pratique le handball depuis Janvier, je suis à la comédie musicale et aux pom-pom girls.
  Je travaille avec la JEMA (Junior Etude de Montpellier Agro). Je suis également déléguée
  au Conseil d'Administration et à la Commission Cité.
- **Où résidez-vous pendant votre cursus ?**

  Aux Hameaux, à la cité des élèves.
- **Que pensez-vous de Montpellier SupAgro ?**

  Le campus est vraiment bien, on dirait des résidences de vacances. C'est hyper-confortable
  car les Hameaux sont à côté de l'école. Il y a beaucoup d'infrastructures pour les activités.
  Les enseignants sont impliqués dans ce qu'ils font, dans les cours. En comparaison à la
  prépa, ils sont moins pédagogues ici, les cours en amphi c'est chiant. Certains n'arrivent pas
  à faire passer leurs cours. Il y a une communauté d'élèves, on est un peu trop tous
  ensembles. J'essaie d'aller rencontrer d'autres personnes de l'extérieur pour ne pas
  m'enfermer.
- **Que pensez-vous de la consommation d'alcool des élèves de SupAgro ?**

  Je pense que l'on a une consommation forte à SupAgro malgré le fait qu'il n'y ait pas de
  comportements excessifs.
- **Dans les soirées SupAgro (K'Fête ou LaValette), quelle est la consommation
  d'alcool (général, nombre de verres, type d'alcool) ?**

  Comme je le disais il n'y a pas trop de comportements excessifs donc les gens n'abusent
  pas. On boit beaucoup de bières. C'est différent des soirées à Paris où c'était que de l'alcool
  fort.
- **Dans les soirées SupAgro (en discothèque), quelle est la consommation d'alcool
  (général, nombre de verres, type d'alcool) ?**

  On boit de l'alcool fort genre whisky, vodka ou rhum. Mais on boit moins qu'à la pré-soirée.

➢ **Dans toutes ces soirées de SupAgro, quelle est votre consommation d'alcool ?**

Je ne bois que de l'alcool fort, de la vodka ou du rhum. J'arrive à boire ½ bouteille d'alcool fort par soirée.

➢ **Comment considérez-vous votre consommation d'alcool ?**

Pas très forte. Je gère ma consommation et je sais m'arrêter. Cela faisait 1 mois et demi que je n'ai pas bu, sachant qu'il y a une soirée toutes les semaines.

➢ **Vous arrive t-il de vous défoncer pendant vos soirées ? Avez-vous déjà été ivre pendant le mois passé ?**

Cette année cela ne m'est arrivé qu'une fois. Une soirée où je n'ai pas réussi à m'arrêter. Mais cela reste exceptionnel. Je bois juste pour être bien dans la soirée.

➢ **Votre consommation d'alcool se fait-elle seule ou en groupe ?**

Je ne bois qu'en soirée donc en groupe.

➢ **Vous arrive t-il de vous fixer des limites dans votre consommation d'alcool ?**

Non car je maitrise ma consommation. Si je n'ai pas envie de boire, je ne me forcerai pas.

➢ **Est-ce que l'influence de vos potes ou l'effet de groupe peuvent avoir une influence dans votre manière de boire ?**

Il n'y a pas d'influence de mes potes. Il ne me force pas à boire. Après c'est vrai que étant donné que le groupe fait la fête et bois de l'alcool, je vais faire pareille pour me mettre dans l'ambiance.

➢ **Dans quel but s'effectue votre consommation d'alcool ?**

Je bois pour m'amuser, me mettre dans l'ambiance. Si on est sobre aux soirées, c'est bizarre. J'arrive à boire pour me détendre et oublier.

➢ **Masse définit des groupes sociaux en fonction de leur consommation d'alcool dans les Grandes Ecoles : les leaders, les suiveurs et les distancés (explication des consommations). Vous identifiez-vous à l'un de ces groupes ?**

Les suiveurs, je pense. Je bois notamment beaucoup moins que certaines personnes mais je fais pas mal de soirées, enfin les plus importantes.

➢ **Connaissez-vous les groupes (bérets noirs ou diadèmes) ? Qu'en pensez-vous ?**

Oui je connais. On les voit en soirées avec leur béret. J'ai un pote et une copine qui font partie de ces groupes. Personnellement, je ne m'occupe pas trop de ce qui font, ils vivent dans leurs délires.

➢ **A part, les soirées organisées par l'alcool, trouvez-vous d'autres occasions de boire de l'alcool ? lesquelles ?**

J'aime bien boire du vin en mangeant mais là c'est vraiment de la dégustation. Si non, jamais je ne bois en dehors des soirées.

> **Est-ce que c'est régulier ou occasionnel ?**

Le vin en mangeant ?... Oui c'est occasionnel, c'est toujours pour accompagner un bonne bouffe.

> **Depuis quand avez-vous commencé à consommer de telles quantités d'alcool ?**

Je pense avoir la même consommation que depuis le lycée. Mais au lycée, c'était peut-être moins régulier, pas toutes les semaines quoi.

> **Vous arrive t-il de faire de la compétition ou des paris autour de l'alcool ?**

Non.

> **Avez-vous déjà pris des risques ou eu des ennuis à cause de votre consommation d'alcool ?**

Je suis déjà rentrer en voiture avec trop de monde dans la voiture, mais même sans l'alcool je l'aurais fait. Je n'ai jamais trop de problèmes quand je bois trop car j'étais toujours avec des personnes de confiance et j'ai toujours été rationnelle dans mes comportements. J'évite les dangers.

> **Comment se passe le retour de vos soirées arrosées ?**

Si j'y vais à vélo, je bois à LaValette et je rentre en voiture. Si on m'emmène et me ramène en voiture, je bois à la pré-soirée et à la soirée. Le retour ce passe toujours très bien.

> **Cette consommation d'alcool a-t-elle un impact sur votre vie quotidienne ?**

Aucun.

> **Regrettez-vous d'avoir bu de l'alcool ?**

A part lors de la gueule de bois du matin, mais je n'ai jamais regretté d'avoir bu.

> **Quelle évolution voyez –vous pour votre consommation d'alcool ?**

Je ne vois pas d'évolution précise… Je bois qu'en j'en ai envie et je sais m'arrêter donc l'alcool je gère et je pense garder la même.

Annexe 6 : Entretien directif de M…

- **Sexe :** Masculin
- **Age :** 21
- **Quel est votre niveau d'étude ?**

  2ème année Ingénieur Agronome

- **Combien d'heures de cours avez-vous par semaine ?**

  30h par semaine, je pense. C'est si je suis tous les cours bien sûr. (rires)

- **Comment trouvez-vous le rythme ?**

  Tranquille. On n'a pas trop à se plaindre. C'est beaucoup moins que la prépa.

- **Pratiquez-vous une activité extrascolaire, si oui laquelle ?**

  Du hand. Je coache également les garçons et les filles au hand. Je fais partie du club cochonnailles et dégustation vin.

- **Où résidez-vous pendant votre cursus ?**

  Au Soleil. (ndlr : 2ème cité des élèves en face des Hameaux et à côté de l'école également

- **Que pensez-vous de Montpellier SupAgro ?**

  C'est génial. On fait vraiment notre vie ici. On nous autorise de faire pleins de choses que dans d'autres écoles comme toi à la fac tu ne peux pas faire, je pense. On est vraiment libre. On s'éclate vraiment car on est toujours avec les mêmes personnes pendant 3 ans au moins et on a nos délires.

- **Que pensez-vous de la consommation d'alcool des élèves de SupAgro ?**

  Ca va. Je pense que l'on ne boit pas plus qu'ailleurs. Enfin on fait bien la fête. Enfin notre école nous forme à l'alcool, on étudie le vin. Cela fait partie de nous.

- **Dans les soirées SupAgro (K'Fête ou LaValette), quelle est la consommation d'alcool (général, nombre de verres, type d'alcool) ?**

  On boit ce qui faut pour être dans l'ambiance. Il y a beaucoup de filles, donc la consommation n'est pas très élevée. On ne vend pas beaucoup de bières en soirée. Je pense qu'à part certains individus, la consommation n'est pas trop forte. On boit beaucoup de vin et de bière. Il nous arrive de boire de l'alcool fort mais pas à LaValette.

- **Dans les soirées SupAgro (en discothèque), quelle est la consommation d'alcool (général, nombre de verres, type d'alcool) ?**

  Je n'y vais pas trop. Mais au retour des autres, je pense que c'est de l'alcool fort mais les gens préfèrent boire plus avant la soirée quand on est tous ensemble dans l'appart de quelqu'un.

➢ **Dans toutes ces soirées de SupAgro, quelle est votre consommation d'alcool ?**

Je bois beaucoup, je pense. Je bois un peu d'alcool fort, de la vodka surtout mais beaucoup de bières. Si tu veux un chiffre environ une quinzaine de bières plus de l'alcool fort.

➢ **Comment considérez-vous votre consommation d'alcool ?**

Exagérée. Mais on est jeune, on n'a qu'une seule vie, il faut en profiter.

➢ **Vous arrive t-il de vous défoncer pendant vos soirées ? Avez-vous déjà été ivre pendant le mois passé ?**

Oui, j'ai été ivre à chaque soirée.

➢ **Votre consommation d'alcool se fait-elle seule ou en groupe ?**

En groupe principalement. Mais j'arrive à me caler tout seul avec une bière chez moi. Qui n'a pas bu sa bière du soir en rentrant des cours ?

➢ **Vous arrive t-il de vous fixer des limites dans votre consommation d'alcool ?**

Non pas spécialement.

➢ **Est-ce que l'influence de vos potes ou l'effet de groupe peuvent avoir une influence dans votre manière de boire ?**

C'est vrai qu'en on est tous ensemble, cela nous entraine à boire mais je n'ai jamais été influencé par quelqu'un.

➢ **Dans quel but s'effectue votre consommation d'alcool ?**

Par plaisir principalement. Même si des fois je bois juste parce que j'ai envie de boire.

➢ **Masse définit des groupes sociaux en fonction de leur consommation d'alcool dans les Grandes Ecoles : les leaders, les suiveurs et les distancés (explication des consommations). Vous identifiez-vous à l'un de ces groupes ?**

Surement des leaders au vue de sa définition.

➢ **Connaissez-vous les groupes (bérets noirs ou diadèmes) ? Qu'en pensez-vous ?**

Oui, je fais partie des bérets noirs. C'est un peu l'élite de chez nous (rires). Non je rigole. Pour les gens, on est juste ceux qui boivent le plus et qui sont tout le temps ivres, c'est pas faux. Il y a une autre idée derrière même si on boit souvent. Nous sommes des gens qui apprécions l'alcool, on le « déguste ». On se retrouve avec le groupe pour déguster les vins, les bières. L'alcool fait partie de notre formation, on se forme (rires).

➢ **A part, les soirées organisées par l'alcool, trouvez-vous d'autres occasions de boire de l'alcool ? lesquelles ?**

Oui. On a la petite bière du soir, ou les clubs (ndlr : dégustations vin et bière, cochonnailles). Après chaque entrainement des gars ou des filles du Hand, on va boire une bière à l'Ambuscade (ndlr : cantine de l'école).

➤ **Est-ce que c'est régulier ou occasionnel ?**

C'est régulier, c'est toutes les semaines pour les entrainements et 1à 2 fois par mois pour les clubs. La cochonnaille il y en a que 2 par an.

➤ **Depuis quand avez-vous commencé à consommer de telles quantités d'alcool ?**

Au lycée, je buvais pas mal déjà. En prépa beaucoup moins et je m'y suis remis depuis que je suis à SupAgro.

➤ **Vous arrive t-il de faire de la compétition ou des paris autour de l'alcool ?**

Non, c'est débile de faire çà.

➤ **Avez-vous déjà pris des risques ou eu des ennuis à cause de votre consommation d'alcool ?**

Oui je me suis déjà battu quand j'étais bourré mais à dire que c'est à cause de l'alcool… je me serais battu même si je n'avais pas bu je pense. J'ai déjà conduis bourré ou monté avec quelqu'un qui avait bu.

➤ **Comment se passe le retour de vos soirées arrosées ?**

En voiture, j'ai souvent quelqu'un pour me ramener. C'est toujours vers les 6-8h du matin.

➤ **Cette consommation d'alcool a-t-elle un impact sur votre vie quotidienne ?**

Il m'arrive d'être alcoolisé sur les temps de cours, donc j'ai un peu de mal à suivre des fois. Enfin au final, j'ai toujours mon année donc bon. J'ai un rythme décalé de ceux qui font les soirées avec moi. Car on se couche tard et on va pas au cours du matin, donc on voit moins les gens. Je suis souvent fatigué mais çà c'est parce que l'on couche tard. Je pense pas que ce soit l'alcool.

➤ **Regrettez-vous d'avoir bu de l'alcool ?**

Non jamais.

➤ **Quelle évolution voyez –vous pour votre consommation d'alcool ?**

Quand je ne serais plus à l'école je boirais moins. Il n'y aura plus tous mes potes, l'ambiance et les soirées. Mais je boirais toujours car j'apprécie l'alcool.

<u>**Annexe 7 : Entretien directif de A…**</u>

- ➢ **Sexe :** Féminin
- ➢ **Age :** 20 ans
- ➢ **Quel est votre niveau d'étude ?**

  En 1ère année Agro (ndlr : 1ère année Ingénieur Agronome)
- ➢ **Combien d'heures de cours avez-vous par semaine ?**

  Oula, pas mal quand même. 35 heures surement.
- ➢ **Comment trouvez-vous le rythme ?**

  Bien. C'est pas trop dur par rapport à la prépa.
- ➢ **Pratiquez-vous une activité extrascolaire, si oui laquelle ?**

  Je suis au cercle (ndlr : Bureau des Etudiants) et je suis responsable du club dégustation bière. Je fais du rugby aussi.
- ➢ **Où résidez-vous pendant votre cursus ?**

  Aux Hameaux.
- ➢ **Que pensez-vous de Montpellier SupAgro ?**

  C'est pas mal. Il y a pleins de choses à faire, on a beaucoup d'infrastructures pour le sport. Vivre tous ensemble, c'est génial. L'administration est ouverte et nous permet plein de choses. En plus Montpellier, on a l'impression d'être en vacances avec le soleil et les palmiers, la plage à côté. Ca change de Paris.
- ➢ **Que pensez-vous de la consommation d'alcool des élèves de SupAgro ?**

  On boit beaucoup quand même. Enfin on fait beaucoup de soirées. Beaucoup de gens ne boivent pas et ne viennent pas aux soirées. C'est toujours les mêmes que l'on retrouve. Donc si on regarde que cela oui ça boit pas mal. Mais dans l'ensemble pas trop.
- ➢ **Dans les soirées SupAgro (K'Fête ou LaValette), quelle est la consommation d'alcool (général, nombre de verres, type d'alcool) ?**

  On a le droit qu'à la bière, même si d'autres alcools tournent. On boit généralement une bouteille d'alcool par personne en quantité. Après cela dépend de quel alcool on consomme.
- ➢ **Dans les soirées SupAgro (en discothèque), quelle est la consommation d'alcool (général, nombre de verres, type d'alcool) ?**

  C'est que de l'alcool fort que l'on boit là-bas, mais pas trop car cela coute cher. Enfin j'aime pas trop ces soirées car on n'est pas qu'entre gens de SupAgro, l'ambiance est pas la même.
- ➢ **Dans toutes ces soirées de SupAgro, quelle est votre consommation d'alcool ?**

  Je bois de la bière, mais je consomme plus facilement de la vodka. On amène nos bouteilles car ils n'en vendent pas là-bas. Je bois beaucoup, je pense. J'arrive à boire jusqu'à une bouteille d'alcool fort en soirée ou une dizaine de bières, ça gonfle le bide la bière donc j'en bois moins.

➤ **Comment considérez-vous votre consommation d'alcool ?**

Etudiante (rires). Non ça va tant que je n'ai pas de problèmes de santé à cause de çà, je continuerai à boire autant. Je profite de ma vie étudiante après ce ne sera pas la même.

➤ **Vous arrive t-il de vous défoncer pendant vos soirées ? Avez-vous déjà été ivre pendant le mois passé ?**

Oui, je suis souvent ivre aux soirées. Mais je n'aime pas ce terme, je suis bien alcoolisée, je préfère. (sourire).

➤ **Votre consommation d'alcool se fait-elle seule ou en groupe ?**

Toujours en groupe car je ne bois qu'avec mes copains de l'école.

➤ **Vous arrive t-il de vous fixer des limites dans votre consommation d'alcool ?**

Non.

➤ **Est-ce que l'influence de vos potes ou l'effet de groupe peuvent avoir une influence dans votre manière de boire ?**

Il est vrai qu'on se laisse vite entrainer à boire en soirée par les 2A (ndlr : 2ème année). C'est dans l'esprit de l'école. On commence fort au WEI (ndlr : Weekend d'intégration) et après on reste dans cette ambiance là sur les soirées. Oui l'effet de groupe a un impact, car je ne boirais pas si j'étais toute seule.

➤ **Dans quel but s'effectue votre consommation d'alcool ?**

Par plaisir et pour être dans l'ambiance de l'école.

➤ **Masse définit des groupes sociaux en fonction de leur consommation d'alcool dans les Grandes Ecoles : les leaders, les suiveurs et les distancés (explication des consommations). Vous identifiez-vous à l'un de ces groupes ?**

Une « leadeuse », je pense. Ben je fais toutes les soirées et je bois à chaque fois. (rires).

➤ **Connaissez-vous les groupes (bérets noirs ou diadèmes) ? Qu'en pensez-vous ?**

Oui, je connais. Comment connais-tu, il n'y a que les élèves qui sont censés connaitre… Enfin oui je connais, je fais partie d'un de ces groupes. On m'a recrutée cette année car je buvais plus que les autres filles et que je tenais mieux l'alcool. On se fait pas mal de soirée entre gens du groupe. Enfin ça s'arrête là.

➤ **A part, les soirées organisées par l'alcool, trouvez-vous d'autres occasions de boire de l'alcool ? lesquelles ?**

Après le rugby et pour les différents clubs bière et vin. Il y a cochonnaille aussi où je bois.

➤ **Est-ce que c'est régulier ou occasionnel ?**

Oui c'est régulier. Au moins une fois par semaine.

- ➤ **Depuis quand avez-vous commencé à consommer de telles quantités d'alcool ?**

  Depuis que je suis ici. Avant je ne buvais pas autant.

- ➤ **Vous arrive t-il de faire de la compétition ou des paris autour de l'alcool ?**

  Non.

- ➤ **Avez-vous déjà pris des risques ou eu des ennuis à cause de votre consommation d'alcool ?**

  Non, je ne pense pas. Enfin pas que je me souvienne.

- ➤ **Comment se passe le retour de vos soirées arrosées ?**

  En vélo. Je vais et reviens des LaValette à vélo. Après pour les autres soirées qui se passent à l'Agro, j'y vais à pied vu que c'est à côté.

- ➤ **Cette consommation d'alcool a-t-elle un impact sur votre vie quotidienne ?**

  Non.

- ➤ **Regrettez-vous d'avoir bu de l'alcool ?**

  Oui le lendemain quand je suis malade mais après c'est reparti pour la prochaine soirée.

- ➤ **Quelle évolution voyez –vous pour votre consommation d'alcool ?**

  Je ne sais pas…

Annexe 8 : Entretien directif de J...

- **Sexe :** Féminin
- **Age :** 20 ans
- **Quel est votre niveau d'étude ?**

  1ère année Ingénieur Agronome
- **Combien d'heures de cours avez-vous par semaine ?**

  Environ 30 – 35 h de cours. On commence à 8h jusqu'à 12h et on reprend de 13h30 à 18h à peu près tous les jours. Sauf le jeudi après-midi qui est libéré pour le sport.
- **Comment trouvez-vous le rythme ?**

  Ca va, je souffre moins qu'en prépa. (rires)
- **Pratiquez-vous une activité extrascolaire, si oui laquelle ?**

  Oui. Je fais du rugby Je fais également partie du groupe Agr'Handi.
- **Où résidez-vous pendant votre cursus ?**

  J'habite à la cité le Soleil qui est à côté de l'école.
- **Que pensez-vous de Montpellier SupAgro ?**

  J'aime beaucoup. On nous propose des cours assez chiant lors des amphis mais dès que l'on passe en TD, cela devient plus concret et les profs sont plus disponibles. L'Ecole nous permet de faire beaucoup de choses. Que ce soit au niveau sportif ou au niveau activités associatives.
- **Que pensez-vous de la consommation d'alcool des élèves de SupAgro ?**

  Ca boit ! Presque tout le monde boit à l'Ecole. Avec tous les clubs et soirées, on est forcément amené à boire. Il y a des personnes qui boivent beaucoup, parfois trop à voir leur état le lendemain de LaValette. Des élèves ne boivent pas aussi, ne les oublions pas.
- **Dans les soirées SupAgro (K'Fête ou LaValette), quelle est la consommation d'alcool (général, nombre de verres, type d'alcool) ?**

  Je ne pourrais te dire car je n'y vais pas souvent : je crois que seule la bière est autorisée mais les fois où je suis allée au soirée, j'ai vu d'autres bouteilles d'alcool tournées, genre whisky, vodka…
- **Dans les soirées SupAgro (en discothèque), quelle est la consommation d'alcool (général, nombre de verres, type d'alcool) ?**

  Je ne sais pas. Je n'en ai pas fait. Il y en avait une la dernière fois mais c'était pas que les élèves de SupAgro, il y avait les élèves de Chimie et de Sup de Co. Je pense que ce doit être que de l'alcool fort.

➢ **Dans toutes ces soirées de SupAgro, quelle est votre consommation d'alcool ?**

J'arrive à boire un ou deux verres de bières car je l'apprécie mais c'est tout.

➢ **Comment considérez-vous votre consommation d'alcool ?**

Quelle consommation ? (rires). Je ne bois quasiment jamais et à chaque fois je ne bois pas grand-chose. Ce n'est pas une forte consommation.

➢ **Vous arrive t-il de vous défoncer pendant vos soirées ? Avez-vous déjà été ivre pendant le mois passé ?**

(Rires). Toujours bien sûr. Non, je n'ai jamais été ivre mais je pense qu'il ne m'en faudrait pas beaucoup.

➢ **Votre consommation d'alcool se fait-elle seule ou en groupe ?**

Si je bois des verres d'alcool, c'est seulement en famille ou avec mes amis en soirée donc en groupe, bien sûr.

➢ **Vous arrive t-il de vous fixer des limites dans votre consommation d'alcool ?**

Non.

➢ **Est-ce que l'influence de vos potes ou l'effet de groupe peuvent avoir une influence dans votre manière de boire ?**

L'influence du groupe peut-être car je ne bois jamais seule. Mes amis n'arriveront pas à me forcer à boire.

➢ **Dans quel but s'effectue votre consommation d'alcool ?**

Par plaisir et pour être dans l'ambiance. Des fois, cela me permet de se détendre aussi quand la semaine de cours a été chiante. (Rires)

➢ **Masse définit des groupes sociaux en fonction de leur consommation d'alcool dans les Grandes Ecoles : les leaders, les suiveurs et les distancés (explication des consommations). Vous identifiez-vous à l'un de ces groupes ?**

Une distancée alors. Je ne fais que très peu de soirées.

➢ **Connaissez-vous les groupes (bérets noirs ou diadèmes) ? Qu'en pensez-vous ?**

Non. Pas du tout. C'est quoi ? … Ah d'accord, non je n'étais pas au courant qu'il y avait de tel groupe à l'Agro.

➢ **A part, les soirées organisées par l'alcool, trouvez-vous d'autres occasions de boire de l'alcool ? lesquelles ?**

Le repas cochonnailles et le gala. Avec les copines, on arrive à sortir dans Montpellier pour aller boire un verre. On choisi des bars dansants comme le Cubanito pour la salsa.

➢ **Est-ce que c'est régulier ou occasionnel ?**

C'est occasionnel. Car mes amies ne sont pas de grandes fêtardes aussi.

➤ **Depuis quand avez-vous commencé à consommer de telles quantités d'alcool ?**

J'ai toujours bu aussi peu d'alcool, j'ai dû commencer au lycée je pense.

➤ **Vous arrive t-il de faire de la compétition ou des paris autour de l'alcool ?**

Non.

➤ **Avez-vous déjà pris des risques ou eu des ennuis à cause de votre consommation d'alcool ?**

Jamais.

➤ **Comment se passe le retour de vos soirées arrosées ?**

Ben cela dépend de si on est parti en voiture, il y a toujours un conducteur qui ne boit pas sinon on n'y va à vélo ou à pied.

➤ **Cette consommation d'alcool a-t-elle un impact sur votre vie quotidienne ?**

Pas du tout.

➤ **Regrettez-vous d'avoir bu de l'alcool ?**

Non. Ah si le jour de mes 18ans, j'ai bien fêté ça. J'ai eu mal à la tête le lendemain. (Rires)

➤ **Quelle évolution voyez –vous pour votre consommation d'alcool ?**

Aucune. Je ne pense pas augmenter ma consommation d'alcool. (Rires)

Résumé

Objet : le sommeil est la 2ème préoccupation de santé des étudiants français. Celui-ci a un impact sur leur mode de vie et leur santé. Malgré les différents facteurs qui influent sur la qualité du sommeil, le choix s'est porté sur le principal enjeu de prévention auprès de ce public, la consommation d'alcool. La consommation est régulière et augmente dans les quantités consommées lors de chaque soirée. Ce phénomène est accentué dans les Grandes Ecoles comme Montpellier SupAgro. Dans ces institutions, les comportements d'alcoolisation sont liés à l'influence des liens sociaux et des groupes qui se créent autour de cette consommation. Cette socialisation favorise la consommation d'alcool et peu être un des facteurs d'influence sur la qualité du sommeil. Le sujet de notre étude consistera donc à montrer que la socialisation de la consommation d'alcool influe sur le sommeil des élèves de Montpellier SupAgro.

Méthode : Nous allons d'abord essayer de comprendre les manières de boire et la socialisation qui entoure ce phénomène de consommation d'alcool. Un entretien directif fait avec l'élève permettra de vérifier cela. Dans un deuxième temps, la passation de 2 questionnaires va permettre d'observer l'influence de la consommation d'alcool sur le sommeil. L' « Alcohol Use DIsorders Test » a été choisi pour mesurer la consommation d'alcool et l' « Index de Qualité du Sommeil de Pittsburg » pour évaluer la qualité du sommeil.

Résultats : Les entretiens permettent de déterminer la socialisation de la consommation d'alcool avec l'apparition des groupes déterminés par la consommation d'alcool. Suite à un faible échantillon (5 personnes), on ne peut observer l'influence de la consommation d'alcool sur le sommeil. Néanmoins, on observe un lien entre une forte consommation d'alcool et de nombreux troubles du sommeil et un manque de sommeil chez l'élève.

Conclusions : Agir sur la consommation d'alcool est déjà une priorité des acteurs de terrain et des politiques de santé, il faut maintenant orienter le travail du cadre PESAP sur l'information et l'éducation au sommeil qui semble devenir un enjeu pour les étudiants

Mots-clés : boire social, alcool, sommeil, élèves ingénieurs, promotion de la santé.

Abstract

Purpose: Sleep is the second health concern of French students. This has an impact on their lifestyle and their health. Despite the various factors that affect sleep quality, the choice fell on the main issue of prevention with the public consumption of alcohol. Consumption is a regular and increases in the amounts consumed during each party. This phenomenon is accentuated in the School as SupAgro. In these institutions, behaviors are alcohol-related social ties and groups that are created around this consumption. This socialization encourages alcohol consumption and being a bit of influence factors on the quality of sleep. The subject of our study is therefore to show that the socialization of alcohol affects sleep SupAgro students.

Method: We will first try to understand the ways of drinking and socializing around the phenomenon of alcohol consumption. A directive interview does with the student will verify that. In a second step, the execution of two questionnaires will allow us to observe the influence of alcohol on sleep. The "Alcohol Use Disorders Test" was chosen to measure alcohol consumption and the "Pittsburg Sleep Quality Index" to assess the quality of sleep.

Results: The interviews are used to determine the socialization of alcohol consumption with the emergence of groups determined by the consumption of alcohol. Following a small sample (5 persons), one can observe the influence of alcohol on sleep. However, there is a strong link between alcohol consumption and many sleep disorders and sleep deprivation in students.

Conclusions: Acting on alcohol consumption is already a priority of field workers and health politics, we must now direct the work of PESAP framework on information and education in sleep that seems to be a challenge for students.

Keywords: social drinking, alcohol, sleep, student engineers, health promotion

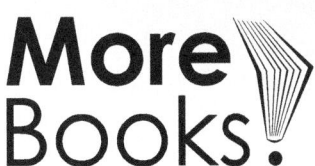
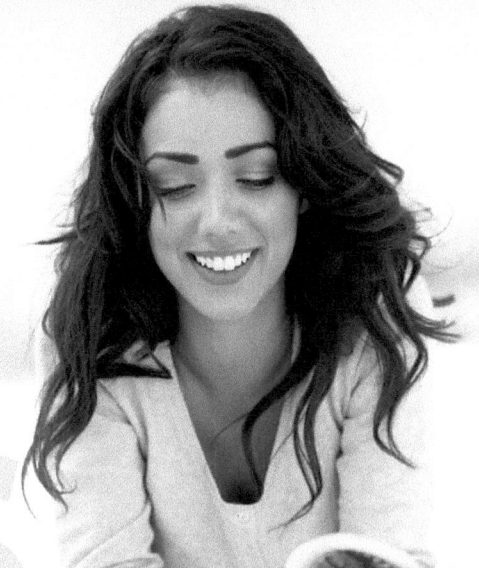
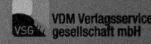

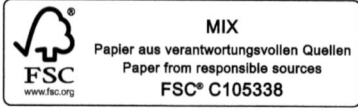